キャラでわかる!

はじめての感染症図鑑

岡田晴恵（著）
いとうみつる（絵）

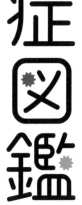

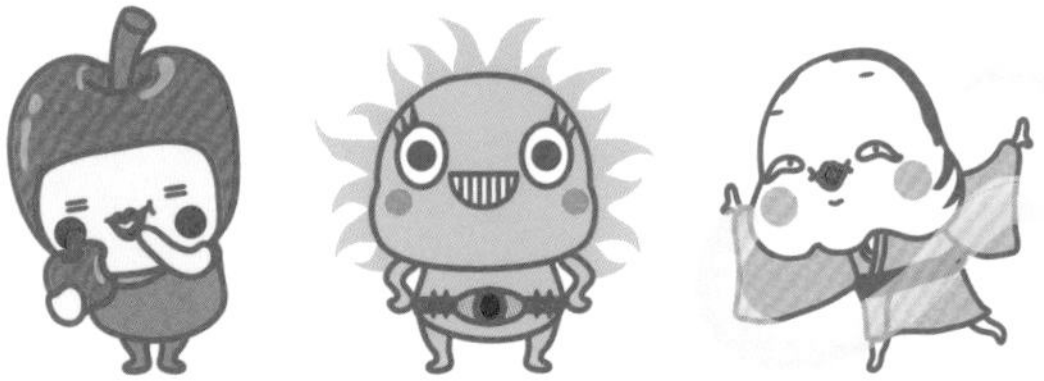

日本図書センター

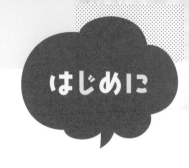

はじめに

世界的な広がりをみせて、WHO（世界保健機関）もパンデミック宣言を出した新型コロナウイルス。テレビや新聞、雑誌は連日、新型コロナウイルスのニュースにあふれ、わたしも解説に追われる日々をすごしています。そんななか、新型コロナウイルス以外の感染症について、質問されることも少なくありません。現在、感染症について、全体的に関心が高まっているのを感じます。

わたしは過去、こども向けに『感染症キャラクター図鑑』という書籍を出版したことがあります。この本は、感染症をおこす病原体をキャラクターにして、自分語りで感染症を説明するスタイルをとっています。わかりやすさにこだわってつくったため、こどもはもちろん、医学の道を志す学生や、健康に関心の高い一般の方々にも、感染症の超入門書として非常に好評を得ました。

感染症への関心が高まっているいま、この本は多くの人にとって有用と考え、よりたくさんの人に読んでもらえるよう普及版として、新たに本書『キャラでわかる！はじめての感染症図鑑』を刊行することにしました。刊行にあたり、現在、注目をあびている新型コロナウイルスの基本情報のほか、すぐに役立つ対策方法をＱ＆Ａの形で収録しています。

この本が、感染症の正しい知識を身につけるきっかけとなり、みなさんの感染症対策に役立ってくれることを祈っています。

白鷗大学教育学部教授　岡田晴恵

はじめに 2
この本の見方 8
感染症のキホン 9

第1章 おもにせきやくしゃみでうつる感染症 14

インフルエンザ インフルエンザウイルス 16
風疹 風疹ウイルス 20
おたふくかぜ（流行性耳下腺炎） ムンプスウイルス 24
みずぼうそう（水痘） 水痘・帯状疱疹ウイルス 28
RSウイルス感染症 RSウイルス 32
マイコプラズマ肺炎 肺炎マイコプラズマ 36
リンゴ病（伝染性紅斑） ヒトパルボウイルスB19 40
結核 結核菌 44

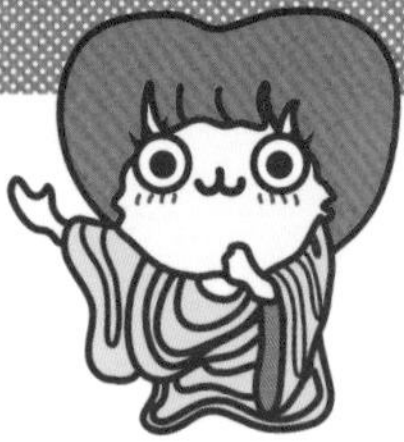

MERS（中東呼吸器症候群） MERSコロナウイルス 48
A群溶血性レンサ球菌感染症 A群溶血性レンサ球菌 52

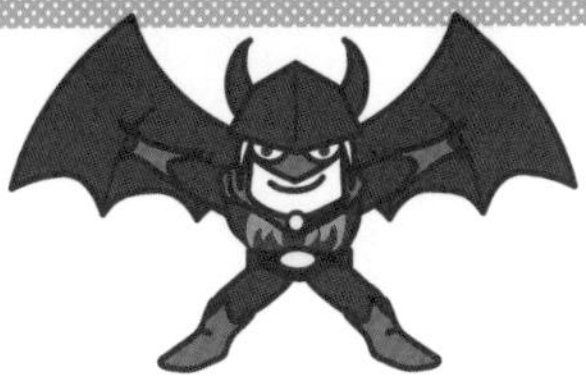

第2章 おもに人や物にふれてうつる感染症

第2章 おもに人や物にふれてうつる感染症 56
アタマジラミ アタマジラミ 58
手足口病 コクサッキーウイルスなど 62
プール熱（咽頭結膜熱） アデノウイルス 66
とびひ（伝染性膿痂疹） 黄色ブドウ球菌など 70
急性出血性結膜炎 エンテロウイルスなど 74
エイズ（後天性免疫不全症候群） HIV（ヒト免疫不全ウイルス） 78
ポリオ（急性灰白髄炎） ポリオウイルス 82
エボラ出血熱 エボラウイルス 86

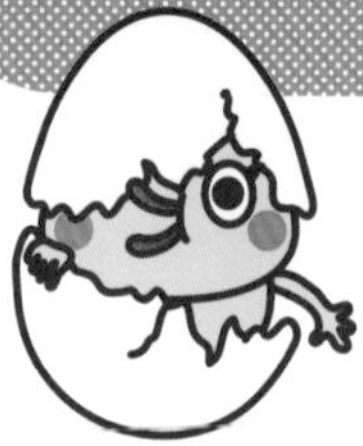

第3章　おもに食べものや飲みものからうつる感染症　90

ノロウイルス感染症　ノロウイルス　92
腸管出血性大腸菌感染症　O157など　96
サルモネラ感染症　サルモネラ菌　100
コレラ　コレラ菌　104

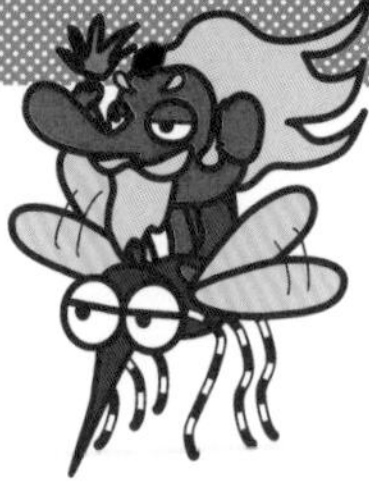

第4章　おもに動物や昆虫からうつる感染症　108

デング熱　デングウイルス　110
SFTS（重症熱性血小板減少症候群）　SFTSウイルス　114
狂犬病　狂犬病ウイルス　118
マラリア　マラリア原虫　122
ペスト　ペスト菌　126

鳥インフルエンザ

H5N1型鳥インフルエンザウイルスなど 130

付録

いま知りたい！ 新型コロナウイルス感染症って？ 134

もっと知りたい！ 新型コロナウイルス感染症Q＆A 140

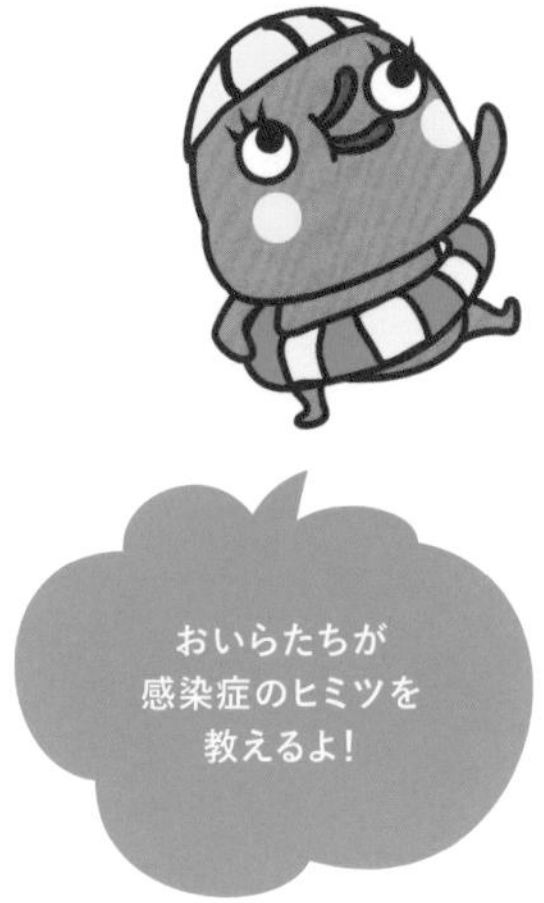

おいらたちが
感染症のヒミツを
教えるよ！

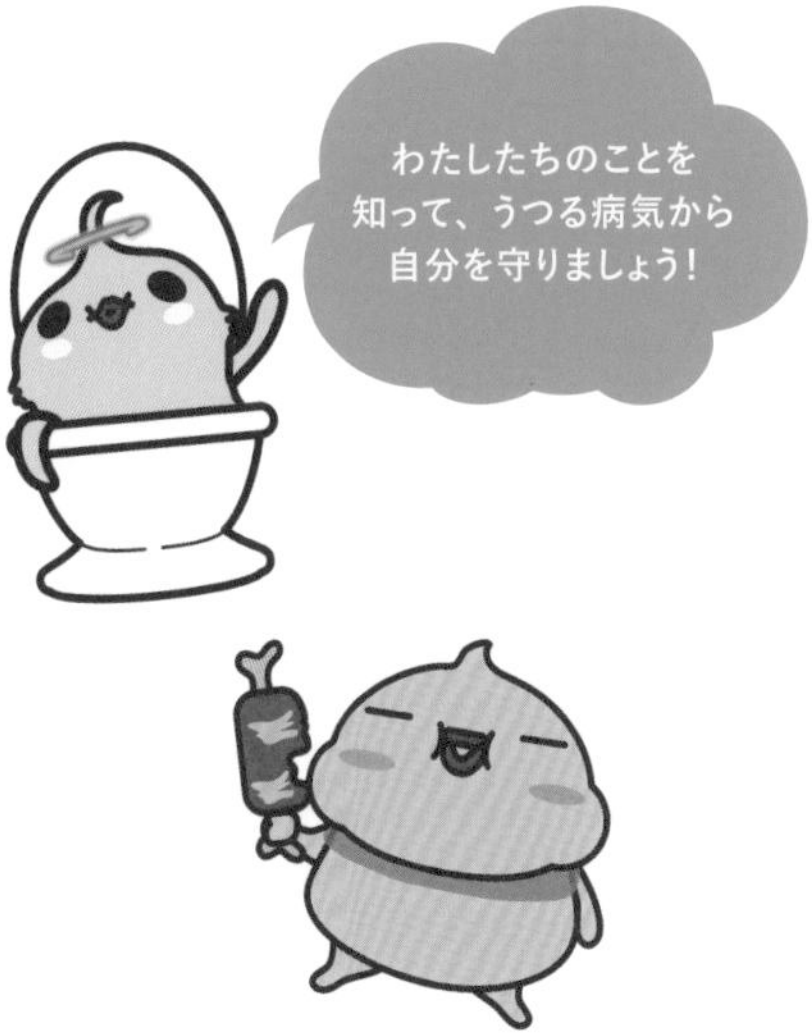

わたしたちのことを
知って、うつる病気から
自分を守りましょう！

この本の見方

この本には、感染症の原因となる病原体がキャラクターになって登場します。

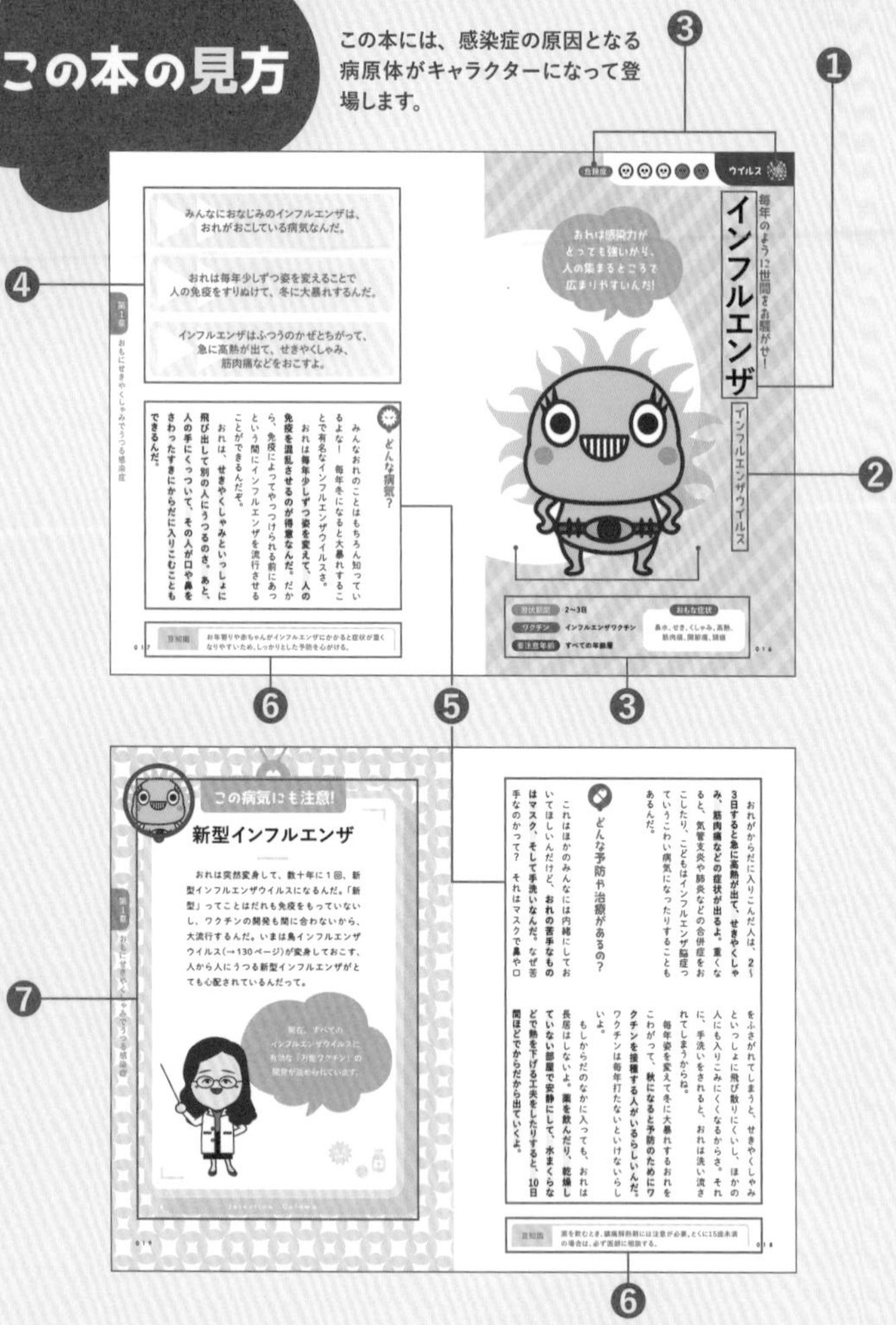

3
1
危険度
ウイルス
毎年のように世間をお騒がせ!
インフルエンザ
インフルエンザウイルス
おれは感染力がとっても強いから、人の集まるところで広まりやすいんだ!
2
潜伏期間 2~3日
ワクチン インフルエンザワクチン
要注意年齢 すべての年齢層
おもな症状 鼻水、せき、くしゃみ、高熱、筋肉痛、関節痛、頭痛
4
みんなにおなじみのインフルエンザは、おれがおこしている病気なんだ。
おれは毎年少しずつ姿を変えることで人の免疫をすりぬけて、冬に大暴れするんだ。
インフルエンザはふつうのかぜとちがって、急に高熱が出て、せきやくしゃみ、筋肉痛などをおこすよ。
第1章 おもにせきやくしゃみでうつる感染症
どんな病気?
みんなおれのことはもちろん知っているよな! 毎年冬になると大暴れすることで有名なインフルエンザウイルスさ。おれは毎年少しずつ姿を変えて、人の免疫を混乱させるのが得意なんだ。だから、免疫によってやっつけられる前にあっという間にインフルエンザを流行させることができるんだぞ。おれは、せきやくしゃみといっしょに飛び出して別の人にうつるのさ。あと、人の手にくっついて、その人が口や鼻をさわったすきにからだに入りこむこともできるんだ。
豆知識 お年寄りや赤ちゃんがインフルエンザにかかると症状が重くなりやすいため、しっかりとした予防を心がける。
6
5
3
この病気にも注意!
新型インフルエンザ
おれは突然変身して、数十年に1回、新型インフルエンザウイルスになるんだ。「新型」ってことはだれも免疫をもっていないし、ワクチンの開発も間に合わないから、大流行するんだ。いまは鳥インフルエンザウイルス(→130ページ)が変身しておこす、人から人にうつる新型インフルエンザがとても心配されているんだって。
現在、すべてのインフルエンザウイルスに有効な「万能ワクチン」の開発が進められています。
7
おれがからだに入りこんだ人は、2~3日すると急に高熱が出て、せきやくしゃみ、筋肉痛などの症状が出るよ。重くなると、気管支炎や肺炎などの合併症をおこしたり、こどもはインフルエンザ脳症っていうこわい病気になったりすることもあるんだ。
どんな予防や治療があるの?
これはほかのみんなには内緒にしておいてほしいんだけど、おれの苦手なものはマスク、そして手洗いなんだ。なぜ手なのかって? それはマスクで鼻や口をふさがれてしまうと、せきやくしゃみといっしょに飛び散りにくいし、ほかの人にも入りこみにくくなるからさ。それに、手洗いをされると、おれは洗い流されてしまうからね。
毎年姿を変えて冬に大暴れするおれをこわがって、秋になると予防のためにワクチンを接種する人がいるらしいんだ。ワクチンは毎年打たないといけないらしいよ。
もしからだのなかに入っても、おれは長居はしないよ。薬を飲んだり、乾燥していない部屋で安静にして、水まくらなどで熱を下げる工夫をしたりすると、10日間ほどでからだから出ていくよ。
豆知識 薬を飲むとき、鎮痛解熱剤には注意が必要。とくに15歳未満の場合は、必ず医師に相談する。
6

1. 感染症の名前
2. 病原体の名前
3. 病原体の種類や感染症についての基本情報
   ※「危険度」は、感染力、亡くなる可能性、重症になる可能性のほか、学校保健安全法、感染症法などを考慮して、5段階で示しています
4. 感染症と病原体の特徴をまとめたポイント
5. 感染経路や症状、予防や治療のしかた
6. 感染症に関する豆知識
7. よりくわしい説明や似た病気を紹介

感染症のキホン

感染症は文字どおり「感染する」、つまり「うつる」病気のことです。自分がかからないように用心するだけでなく、ほかの人にうつさないようにすることも大切です。ここでは感染症の原因やうつり方、予防や治療の方法など、感染症のキホンをまなびましょう！

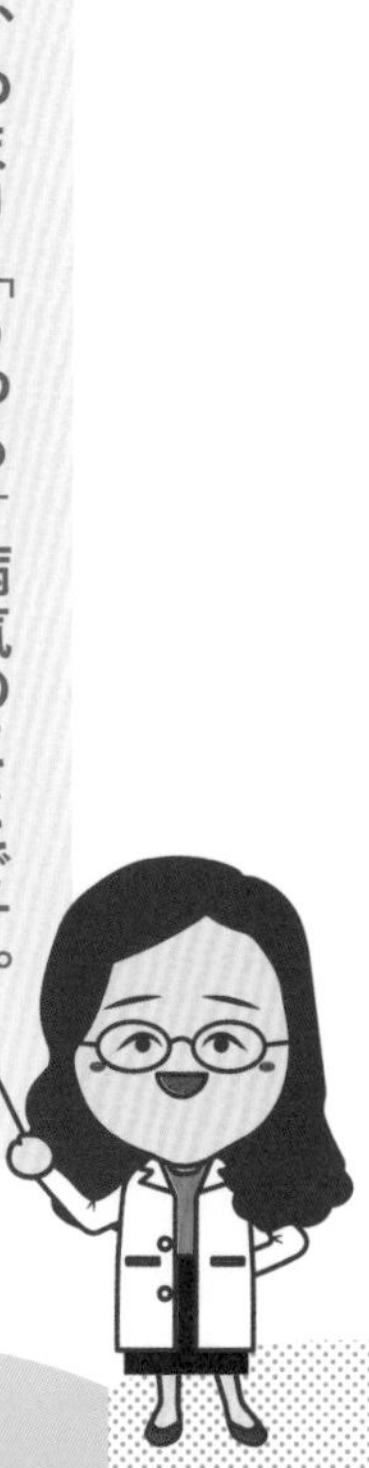

感染症ってなに？

ウイルスや細菌、原虫、寄生虫などの**微生物がからだのなかに入りこんで、増えることを「感染」といいます。**その結果お**こる病気が「感染症」**です。

感染症の原因となる微生物は「病原体」と呼ばれます。病原体によって感染のしかたやおこす病気の種類がちがうため、それぞれに合った対応をしなければいけません。

病原体がからだに入ってから発症するま

でを「潜伏期間」といって、病気によって数時間だったり数年だったりします。病気のなかには、潜伏期間中や病気がなおってからも、ほかの人にうつすものがあり、注意が必要です。

また、**ある病気にかかったことで、発症する別の病気のことを「合併症」**といいます。

どうやってうつるの？

病原体が人のからだのなかに入りこんでいくルートのことを「感染経路」と呼びます。感染経路は病原体によってさまざまですが、1つの病原体でも感染経路は1つとは限らず、複数の感染経路をもっている病原体もあります。

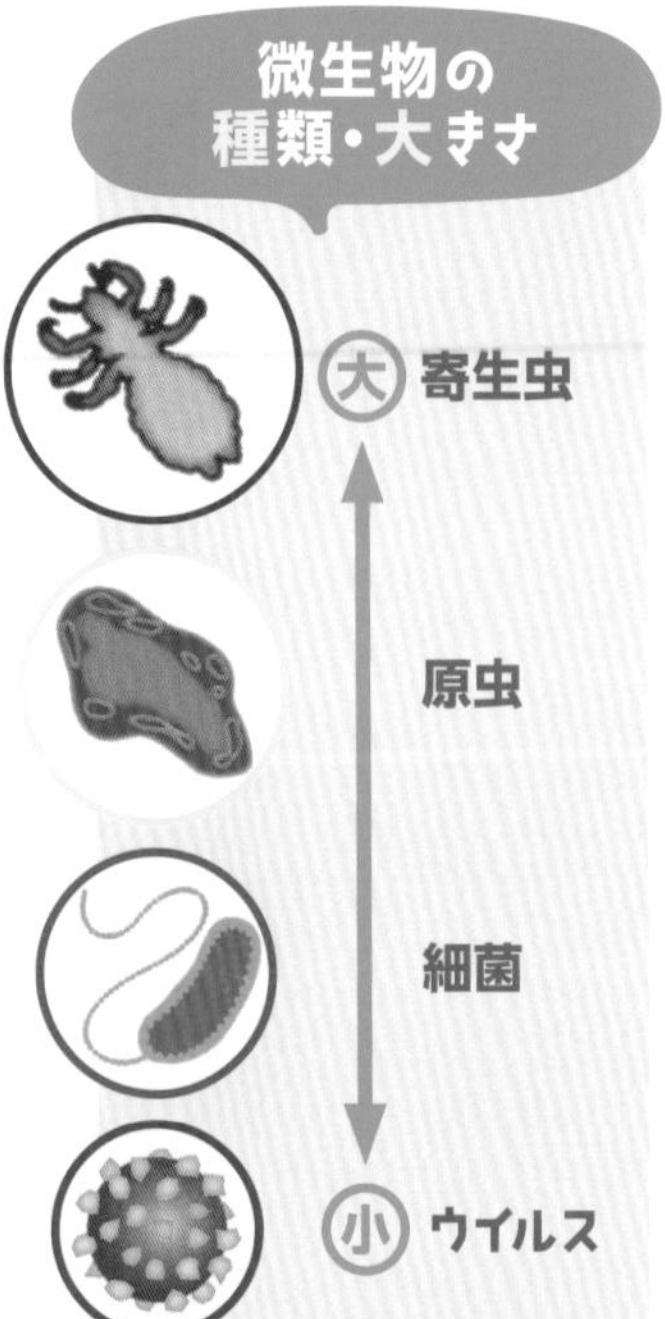
微生物の種類・大きさ
大 寄生虫
原虫
細菌
小 ウイルス

寄生虫のアタマジラミは約2～3ミリ。細菌は約 1000 分の1ミリ。ウイルスはさらに小さく約 10000 ～ 100000 分の1ミリ。

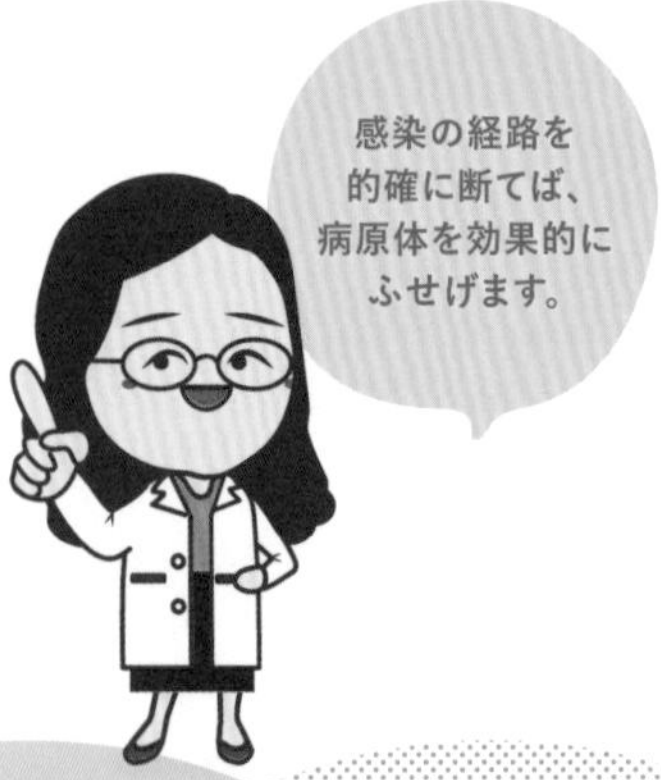
感染の経路を的確に断てば、病原体を効果的にふせげます。

おもな感染経路

飛沫《ひまつ》感染	感染者のせきやくしゃみなどで飛び散った病原体が、ほかの人のからだに入りこむ。感染者との距離が2メートル以内だとおこりやすいといわれている。
空気感染	病原体が空気中を漂いながら遠くまで運ばれ、それを吸いこんだ人が感染する。感染者から離れていても感染がおこる。
接触感染	病原体がついた手で、目や鼻、口にふれることによっておこる。感染者の皮膚などに直接ふれなくても、感染者が使って病原体がついたタオル、つくえ、いす、電車のつり革などにさわって間接的に感染することも多い。
経口《けいこう》感染	食べものや飲みものなどといっしょに、口からからだのなかに病原体が入りこんでしまう。
媒介《ばいかい》生物感染（ベクター感染）	動物や昆虫をとおして病原体がからだのなかに入りこむ。「ベクター」には「運び屋」という意味がある。
血液感染	病原体をふくんだ血液にふれることによって、傷口や粘膜などから病原体がからだのなかに入りこむ。
母子感染	出産をしたり母乳をあげたりするときに、母親からこどもに感染する。

感染症から自分を守ろう！

感染症予防には3つの基本的な対策があります。

対策① 病原体を消毒する

消毒によって、身のまわりの病原体そのものを、殺したり減らしたりすることが予防の第1歩です。病原体ごとに有効な消毒剤は異なるため、十分調べてから使いましょう。

対策② 感染経路を断つ

感染経路を断つことで、病原体がからだに入りこむのをふせぎます。たとえば、マスクやうがいによる飛沫感染の予防、換気や湿度の管理による空気感染の予防、手洗いによる接触感染の予防などがあります。

対策③ 免疫をつくる

からだのなかにウイルスが入っても、からだを守る「免疫」があれば、発症をふせいだり、症状を軽くしたりできます。この免疫をつくるためには「ワクチン」を接種することが有効です。

ワクチンを接種しよう！

人間には、**1度からだに入った病原体を記憶し、再び同じ病原体が入ってきたときにやっつけるはたらきがあり、これを「免疫」**といいます。

この免疫を利用した予防法が、病原体に感染する前の「**ワクチン接種**」です。「**ワクチン**」は、**病原体の力を弱めたり、なくしたりしたもの**です。接種することで、その病原体に対する免疫ができます。つまり、病気にはならずに、その病原体を記憶して、からだを守る準備ができるのです。「**予防接種**」もワクチン接種の1つで、「**定期接種**」と「**任意接種**」があります。

予防接種の種類

1. 定期接種

国などが赤ちゃんやこどもへの接種を強くすすめているもの。ほとんどが無料。

2. 任意接種

状況に応じて接種するかどうかを個人で選ぶもの。

もし感染症にかかってしまったら？

なるべく早く病院に行きましょう。治療はもちろん、ほかの人にうつさないために原因を知る必要があります。

感染症の治療には、病原体を倒す抗菌剤や抗ウイルス剤などが使われます。病原体の種類によって使う薬は異なりますが、薬が効かない病原体もあり、「対症療法」で症状をやわらげることしかできない場合もあります。

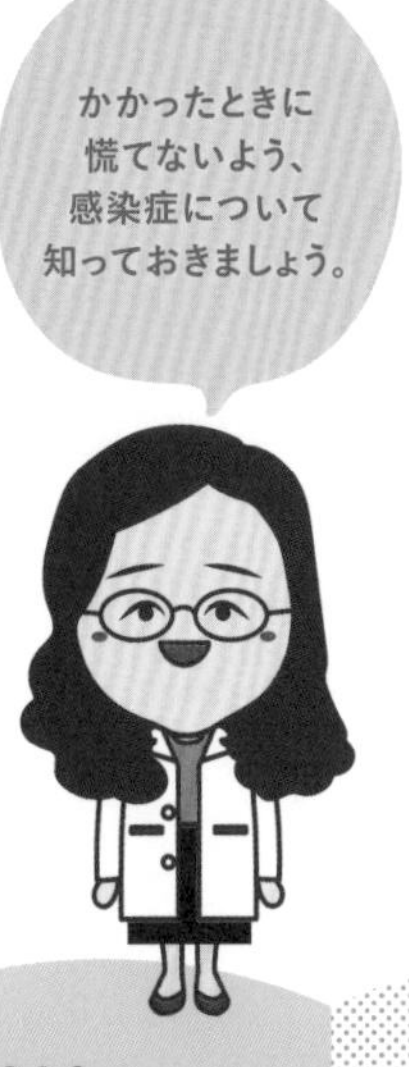
かかったときに慌てないよう、感染症について知っておきましょう。

第1章

おもに せきやくしゃみでうつる感染症

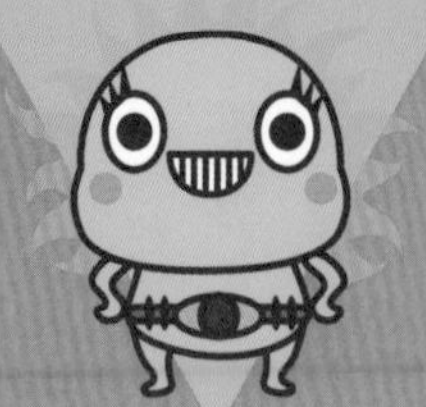

インフルエンザ

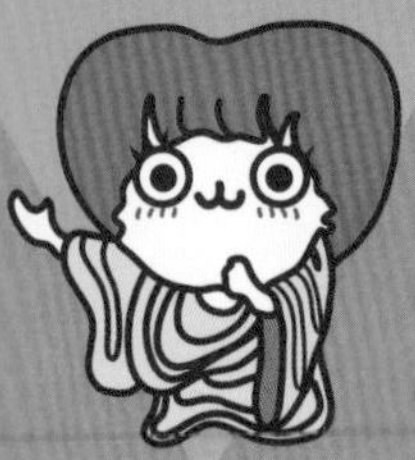

風疹

ぼくたち、せきやくしゃみでうつる感染症の病原体は、感染している人のせきやくしゃみで空気中に飛び散るよ。せきやくしゃみをしなくても、おしゃべりをしているだけで、つばなどといっしょに口から出ていくこともあるんだけどね。こんなふうにして、感染している人のからだの外に飛び出したぼくたちは、ほかの人へと広がっていくんだよ。あと、ぼくたちのなかには、長い時間ふわふわと空気中を漂うことによって遠くまで広がるやつもいるよ。そして、感染している人が近くにいない場所でも、息

マイコプラズマ肺炎

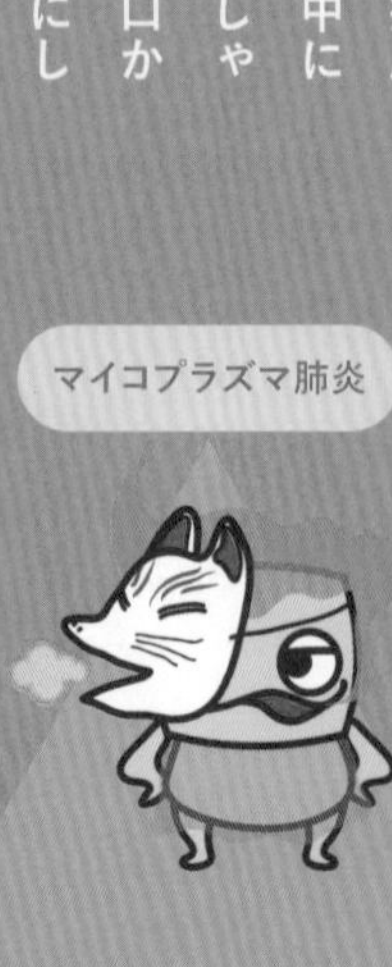

リンゴ病
（伝染性紅斑）

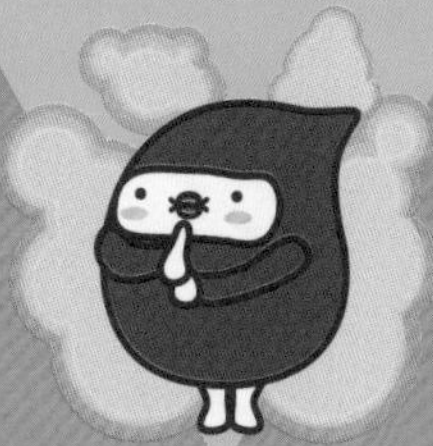

RS ウイルス感染症

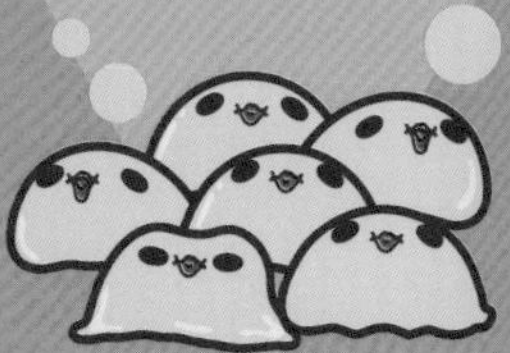

みずぼうそう
（水痘）

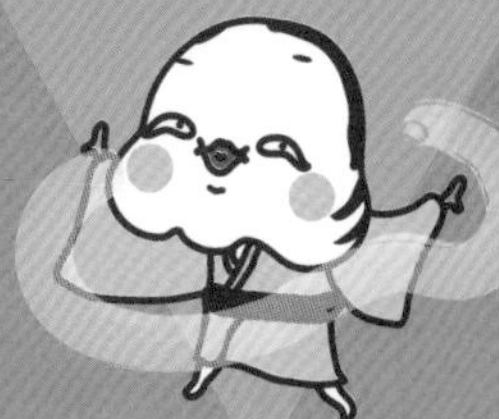

おたふくかぜ
（流行性耳下腺炎）

といっしょにからだのなかに入りこむのさ。
ぼくたちがおこす病気には、インフルエンザ、風疹、おたふくかぜ、みずぼうそう、RSウイルス感染症、マイコプラズマ肺炎、リンゴ病、結核、MERS、A群溶血性レンサ球菌感染症などがあるんだよ。

あまり大きな声ではいいたくないんだけど、ぼくたちはマスクがとっても苦手なんだ。だって、感染している人がマスクをしていると、せきやくしゃみをしても、ぼくたちはマスクの外に飛び出すのがむずかしいからね。それから、加湿器や空気の入れかえも苦手だよ。なぜって、せっかくせきやくしゃみといっしょに飛び散っても、湿度が高いと空気中を漂いにくいし、空気の流れに乗って部屋から追い出されたら人にうつるチャンスが減っちゃうからね。

A 群溶血性
レンサ球菌感染症

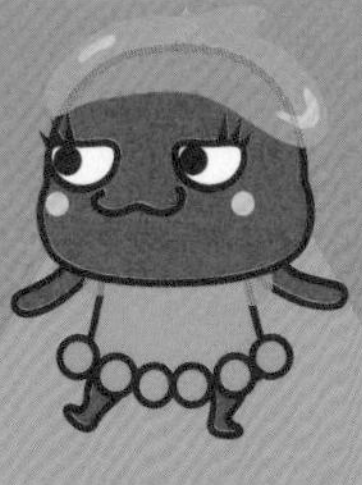

MERS
（中東呼吸器症候群）

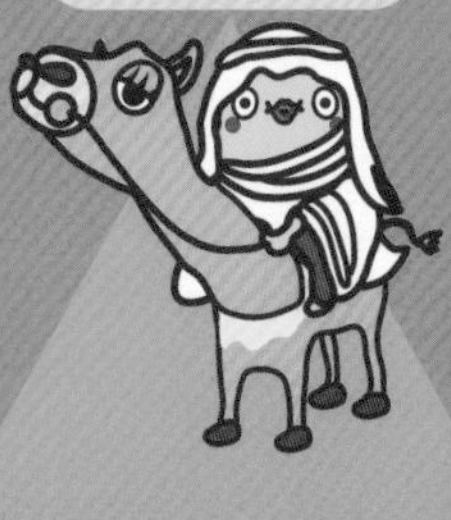

結核

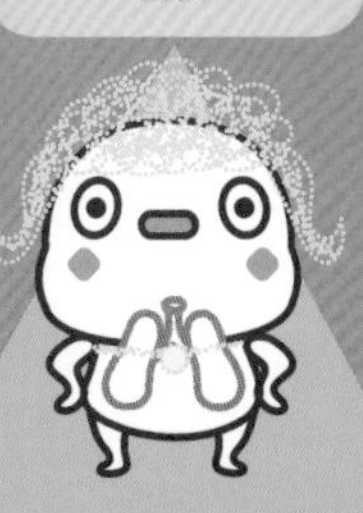

毎年のように世間をお騒がせ!

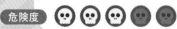

インフルエンザ

インフルエンザウイルス

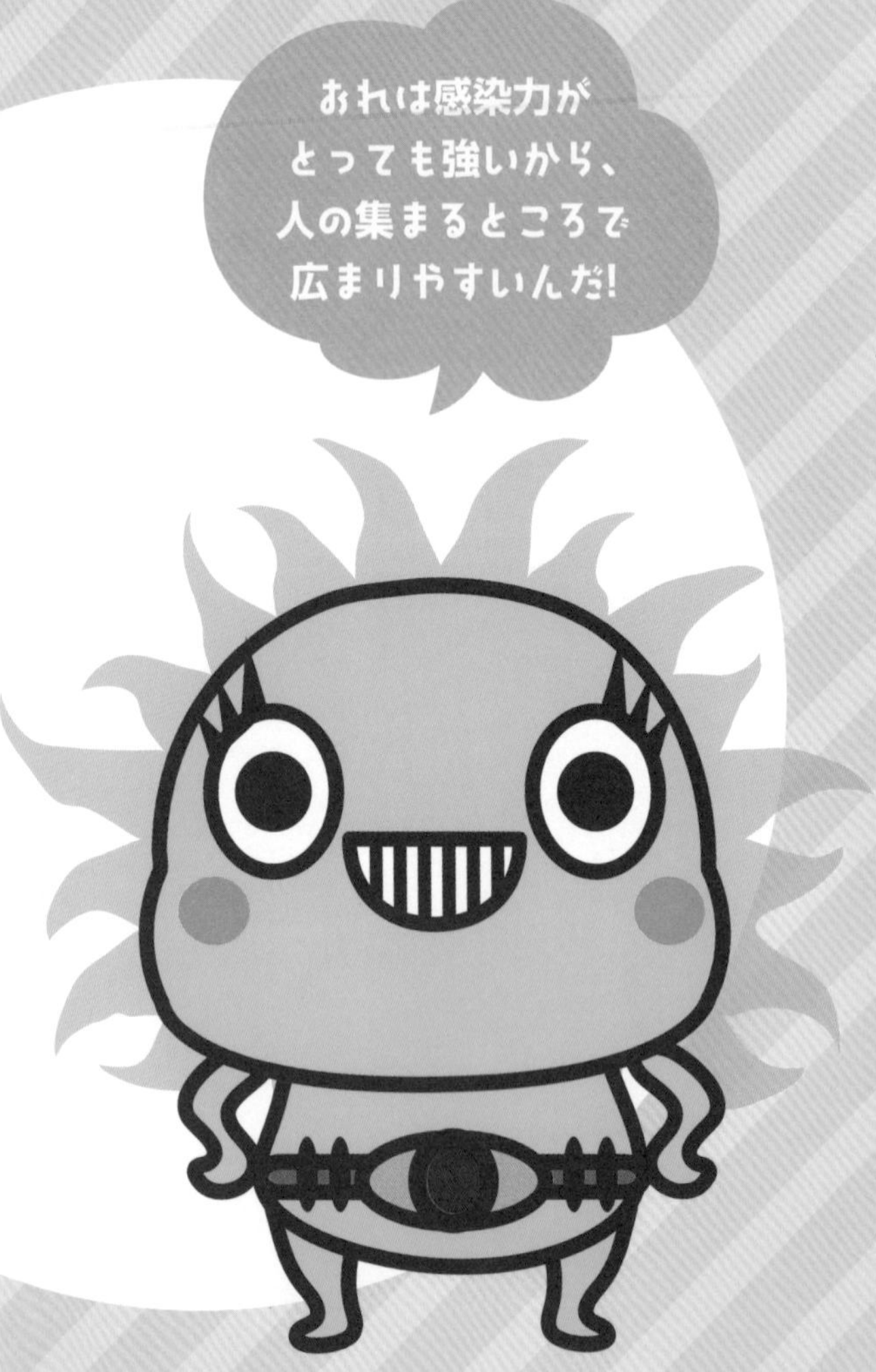
おれは感染力が
とっても強いから、
人の集まるところで
広まりやすいんだ!

潜伏期間	2〜3日
ワクチン	インフルエンザワクチン
要注意年齢	すべての年齢層

おもな症状

鼻水、せき、くしゃみ、高熱、筋肉痛、関節痛、頭痛

**みんなにおなじみのインフルエンザは、
おれがおこしている病気なんだ。**

**おれは毎年少しずつ姿を変えることで
人の免疫をすりぬけて、冬に大暴れするんだ。**

**インフルエンザはふつうのかぜとちがって、
急に高熱が出て、せきやくしゃみ、
筋肉痛などをおこすよ。**

どんな病気？

みんなおれのことはもちろん知っているよな！　毎年冬になると大暴れすることで有名なインフルエンザウイルスさ。

おれは**毎年少しずつ姿を変えて、人の免疫を混乱させるのが得意なんだ。**だから、免疫によってやっつけられる前にあっという間にインフルエンザを流行させることができるんだぞ。

おれは、**せきやくしゃみといっしょに飛び出して別の人にうつるのさ。**あと、**人の手にくっついて、その人が口や鼻をさわったすきにからだに入りこむこともできるんだ。**

豆知識	お年寄りや赤ちゃんがインフルエンザにかかると症状が重くなりやすいため、しっかりとした予防を心がける。

おれがからだに入りこんだ人は、**2～3日すると急に高熱が出て、せきやくしゃみ、筋肉痛などの症状が出るよ。**重くなると、気管支炎や肺炎などの合併症をおこしたり、こどもはインフルエンザ脳症っていうこわい病気になったりすることもあるんだ。

どんな予防や治療があるの？

これはほかのみんなには内緒にしておいてほしいんだけど、**おれの苦手なものはマスク、そして手洗いなんだ。**なぜ苦手なのかって？　それはマスクで鼻や口をふさがれてしまうと、せきやくしゃみといっしょに飛び散りにくいし、ほかの人にも入りこみにくくなるからさ。それに、手洗いをされると、おれは洗い流されてしまうからね。

毎年姿を変えて冬に大暴れするおれをこわがって、**秋になると予防のためにワクチンを接種する人がいるらしいんだ。**ワクチンは毎年打たないといけないらしいよ。

もしからだのなかに入っても、おれは長居はしないよ。**薬を飲んだり、乾燥していない部屋で安静にして、水まくらなどで熱を下げる工夫をしたりすると、10日間ほどでからだから出ていくよ。**

豆知識　薬を飲むとき、鎮痛解熱剤には注意が必要。とくに15歳未満の場合は、必ず医師に相談する。

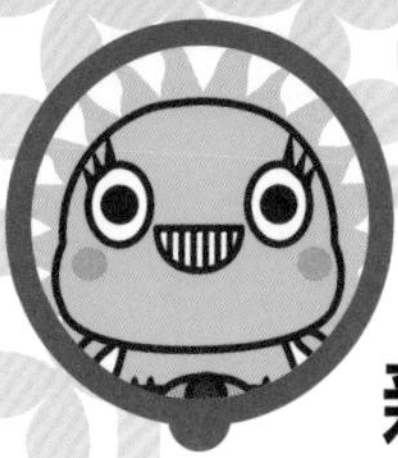

この病気にも注意!

新型インフルエンザ

おれは突然変身して、数十年に1回、新型インフルエンザウイルスになるんだ。「新型」ってことはだれも免疫をもっていないし、ワクチンの開発も間に合わないから、大流行するんだ。いまは鳥インフルエンザウイルス(→130ページ)が変身しておこす、人から人にうつる新型インフルエンザがとても心配されているんだって。

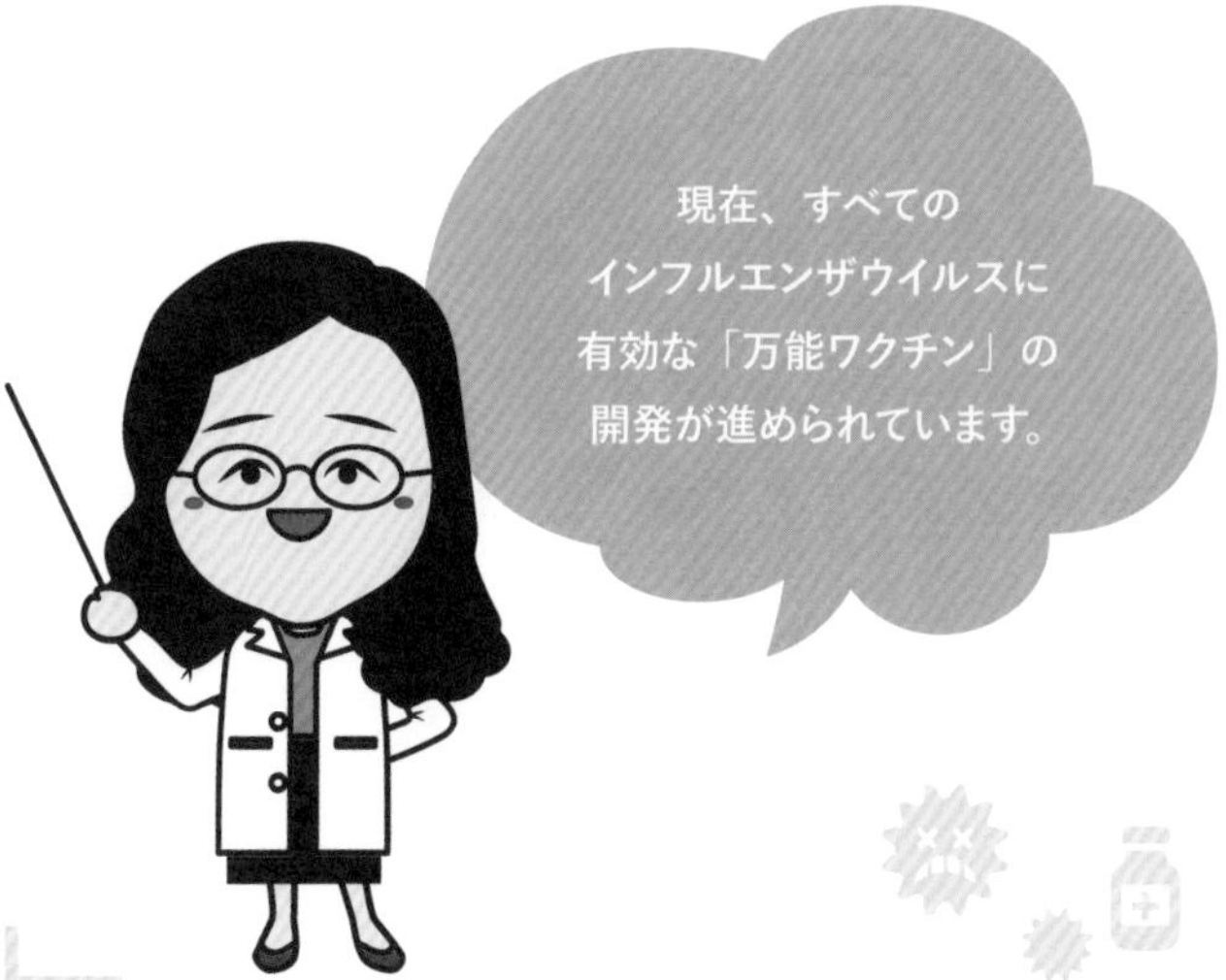
現在、すべての
インフルエンザウイルスに
有効な「万能ワクチン」の
開発が進められています。

風《ふう》疹《しん》

小さく赤い発疹ができる！

風疹ウイルス

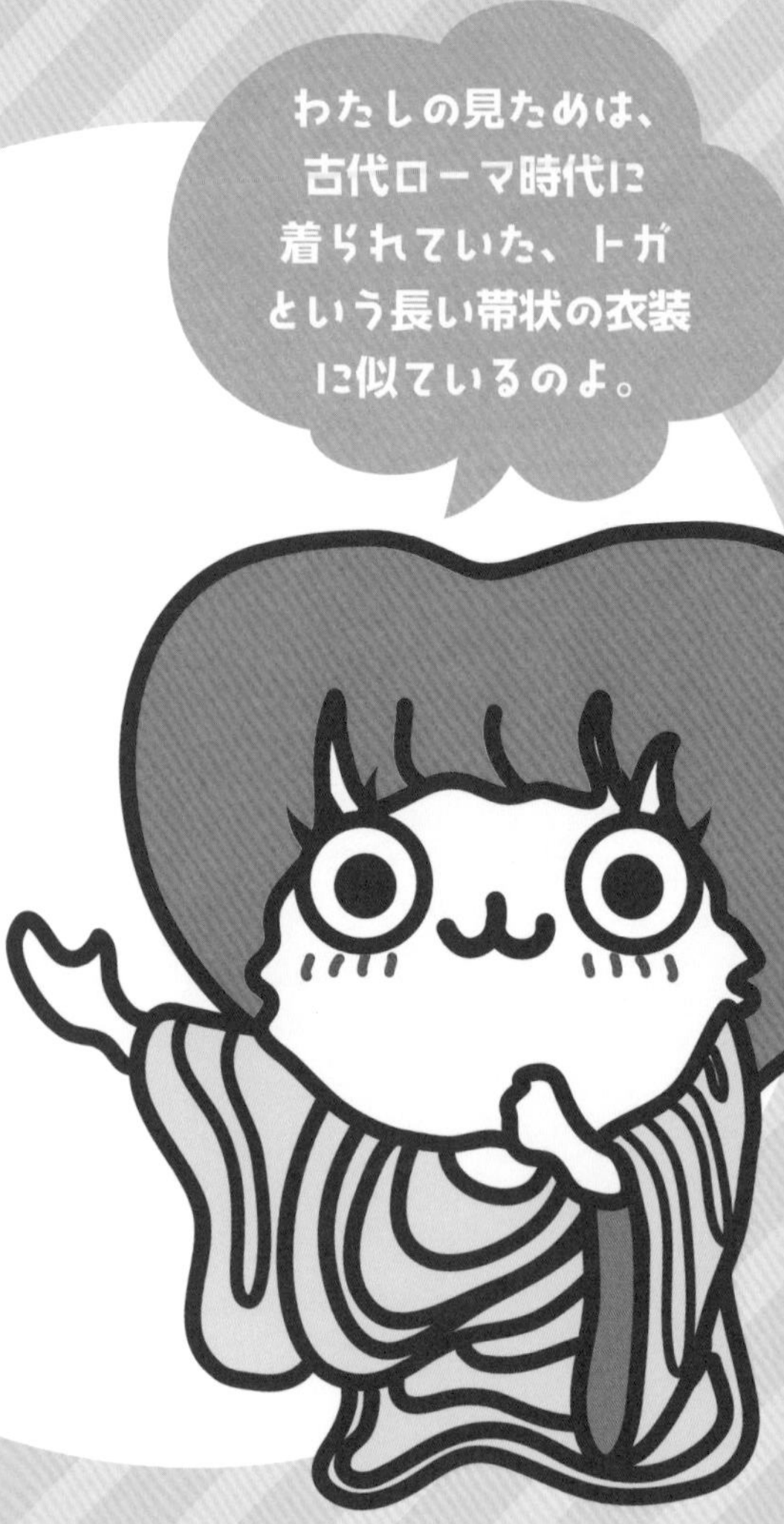
わたしの見ためは、古代ローマ時代に着られていた、トガという長い帯状の衣装に似ているのよ。

潜伏期間	16～18日（最短12～最長23日）
ワクチン	2種混合生ワクチン（MRワクチン）
要注意年齢	1～9歳、妊婦

おもな症状

発疹、発熱、リンパ節のはれ

わたしがからだのなかに入ると、
人は風疹になってしまうの。

こどもが風疹にかかっても
ほとんどの場合、症状は軽いの。

妊婦さんがかかった場合は赤ちゃんに
深刻な影響をあたえることがあるらしいわ。

どんな病気？

わたしは風疹ウイルス！　わたしはね、こどもがとっても好きなんだ。だから、鼻や口からこどものからだに入りこんじゃうわ。そうすると、風疹という病気になって**小さな赤い発疹が出るの。ほかにも熱が出たり、リンパ節がはれちゃったりするみたいよ。**でも、たいていはそんなにひどい症状にはならないの。

ただ……**妊娠したはじめのころの女の人がわたしに感染すると、たいへんなことになる場合があるらしいわ……。**それは先天性風疹症候群といって、生まれてくる赤ちゃんに、目や耳、心臓などの病

豆知識　風疹の流行期は長く、冬から初夏にかけて注意が必要。

気が見つかったり、心やからだの発達に遅れが出たりする病気なの。わたしのせいで赤ちゃんがそんなことになるなんてショックね……。赤ちゃんや妊婦さんの気持ちを思うと、胸が苦しくなるわ。

どんな予防や治療があるの？

わたしがひきおこす風疹にかかったら、**すぐになおるような薬や治療法はないの。**だからみんな、風疹は予防が大事だと思っているみたいだわ。

日本では、風疹とはしか（麻疹）のワクチンをいっしょに、1歳のときと小学校入学前のときの合計2回接種しているらしいわ。わたしってそんなに近づけたくない存在なのかしら……。しかたがないことだけれど、なんだかちょっと悲しい気分だわ。

でも、わたしはおなかの赤ちゃんに大きな影響をあたえることがあるから、**女の人は妊娠する前にワクチンを受けておいてね。**もちろん、女の人にうつさないために、**男の人が受けることもとても大切なのよ。**

え？　どうしてそんなにくわしく教えるのかって？　それはそうよ！　わたしだって、赤ちゃんには元気に生まれてきてほしいもの！

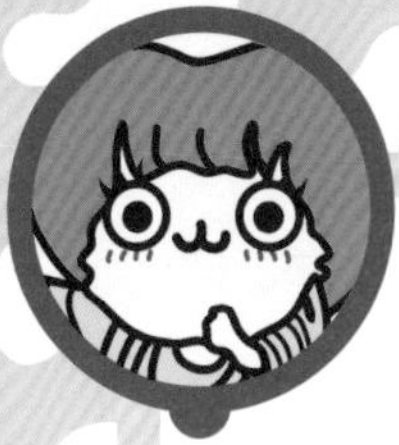

わたしの仲間

はしか（麻疹《ましん》）

麻疹ウイルス

　はしか（麻疹）の原因になる麻疹ウイルスは、空気中を漂って人から人へうつっていくのよ。発症すると、ほおの粘膜にコプリック斑という白い水ぶくれができて、そのあと赤い発疹が全身に広がっていくの。おとなが感染すると、とくに重症になることが多いわ。

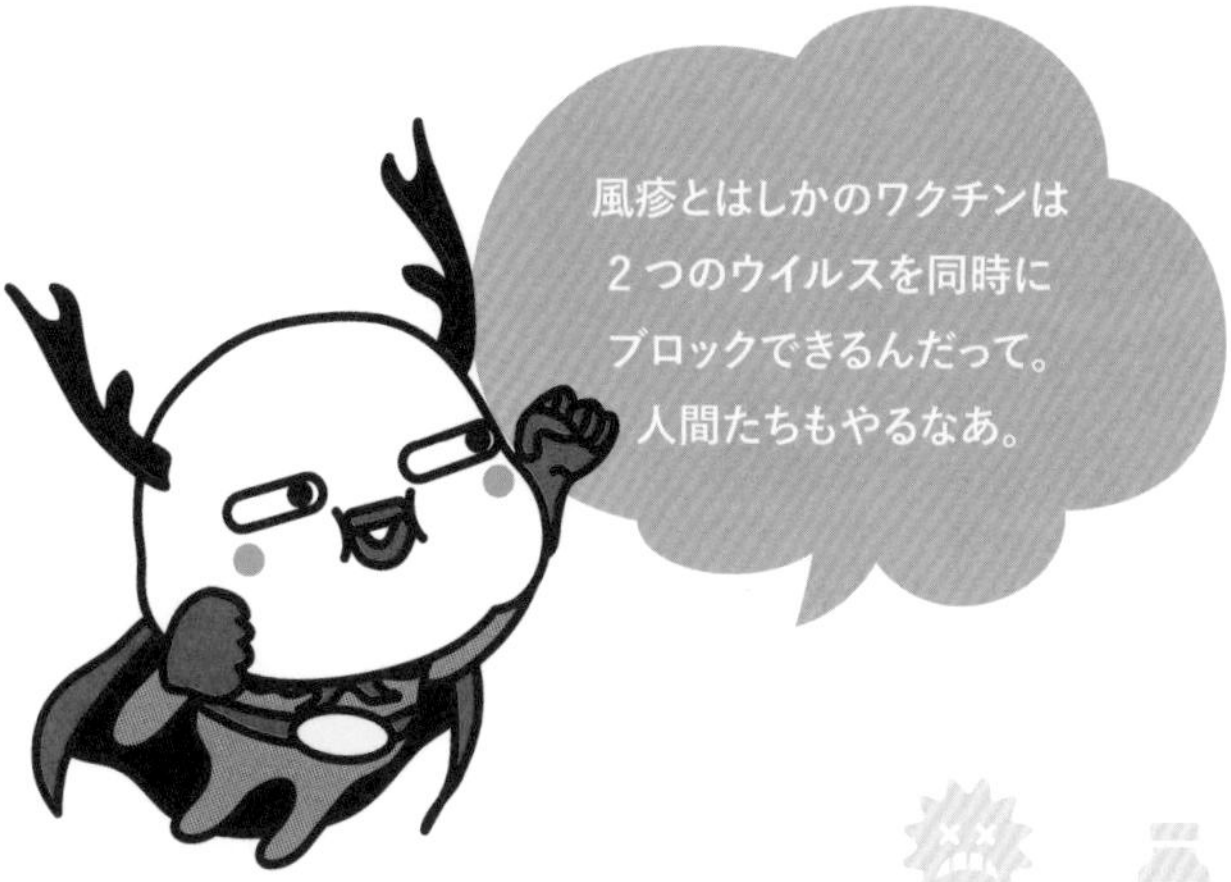
風疹とはしかのワクチンは
2つのウイルスを同時に
ブロックできるんだって。
人間たちもやるなあ。

危険度

ムンプスウイルス

おたふくかぜ

おたふくのようにほっぺがはれる！

（流《りゅう》行《こう》性《せい》耳《じ》下《か》腺《せん》炎《えん》）

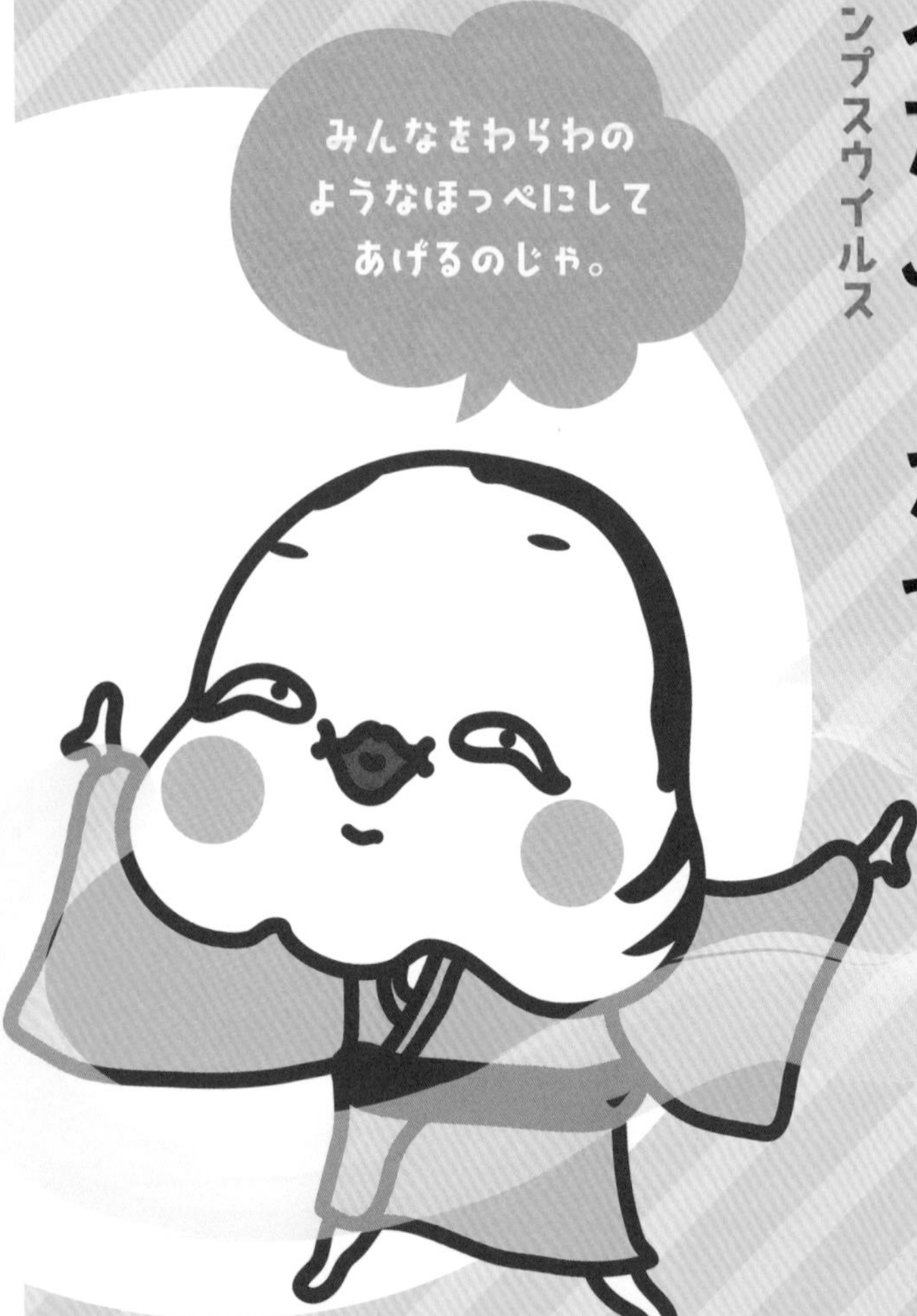
みんなをわらわの
ようなほっぺにして
あげるのじゃ。

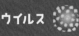

潜伏期間	16〜18日（最短12〜最長25日）
ワクチン	おたふくかぜワクチン（ムンプスワクチン）
要注意年齢	10歳未満

おもな症状

耳下腺などのはれ・痛み、発熱

おたふくかぜの病原体といえば、
わらわのことじゃよ。

おたふくかぜにかかると、合併症をおこして、
難聴になることもあるようじゃのう。

わらわに感染するのはこどもが多くて、
小学校や幼稚園で集団感染をおこすのじゃ。

どんな病気？

わらわがおこす病気は、流行性耳下腺炎という名前なのじゃが、**ほっぺがはれてまるでおたふくのようになるから、人間にはおたふくかぜとも呼ばれておるのじゃよ。**

おたふくかぜになると、耳の下にある唾液を出す耳下腺という組織がはれて、痛みとともに熱が出るのじゃ。ふつうは1～2週間でなおるのじゃが、いろいろな合併症をおこすこともあって、**とくに耳が聞こえにくくなる難聴が問題になっている**そうなのじゃ。

こどもに感染しやすいわらわは、**小学**

校や幼稚園で集団感染をおこすこともあるのじゃ。こどもの病気だと思ってあなどってはならんぞ。わらわはおとなに感染することもあるんじゃからな。おまけに、おとなはこどもよりも重症になりやすいようじゃのう。でもふしぎなことに、わらわがからだに入りこんでも、**症状が出ない人が約3割もいる**んじゃよ。

どんな予防や治療があるの？

人間たちはどうやら、わらわに対するワクチンをもっているそうじゃ。

ただ、**日本では任意接種ワクチンで、必ず接種しなければいけないものではないらしい**のじゃ。1歳から受けることができるから、**幼稚園などに通いはじめる前に2回受けることがおすすめされてはいる**ものの、日本では1回だけ受ける人や1回も受けない人もいるようなんじゃよ。まあ、わらわにとってはうれしいことじゃ。そのおかげで、わらわは数年おきに日本でおたふくかぜを流行させることができるからのう。

ちなみに、**わらわをやっつける薬はない**んじゃよ。だから、おたふくかぜになってしまったら安静にしているしかないのじゃ。苦しい思いをしたくなかったら、予防をしっかりすることじゃな。

豆知識　海外では必ずおたふくかぜに対するワクチンを接種しなければいけない国も多くある。

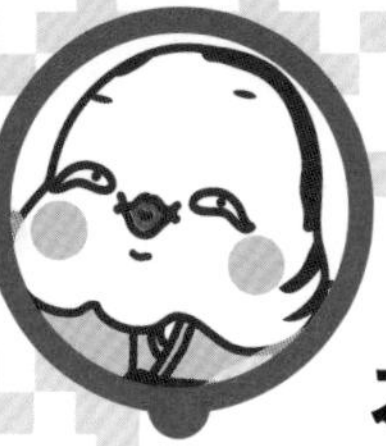

知りたい！感染症

おたふくかぜによる合併症

おたふくかぜにかかると、さまざまな合併症をおこすことがあるんじゃよ。有名なのはムンプス難聴で、片耳だけかかるこどもが多いようじゃのう。ほかにも、髄膜炎にかかる人も多くて、頭痛と吐き気で苦しんで入院する人もいるのじゃ。

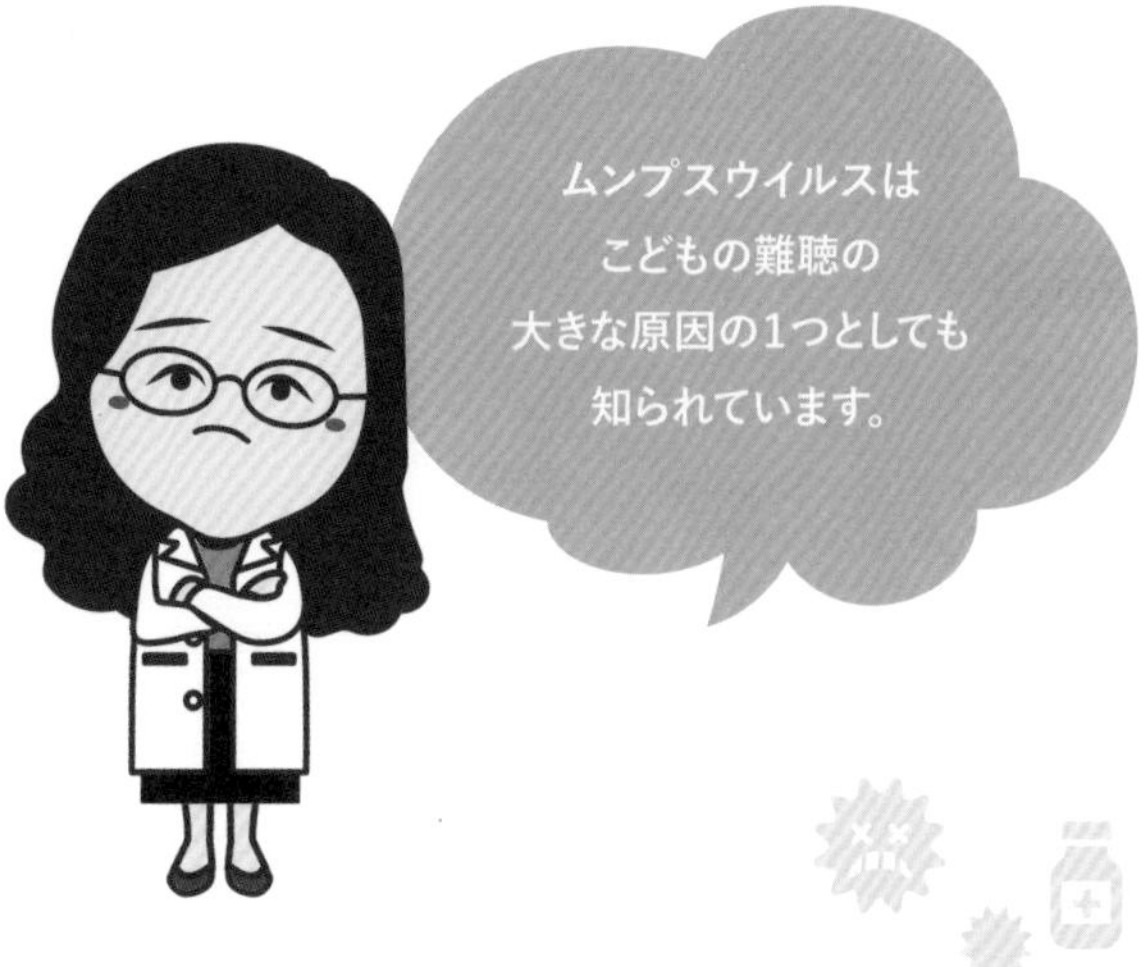
ムンプスウイルスは
こどもの難聴の
大きな原因の1つとしても
知られています。

水ぶくれが全身に広がる！
みずぼうそう（水痘《すいとう》）

水痘《すいとう》・帯状疱疹《たいじょうほうしん》ウイルス

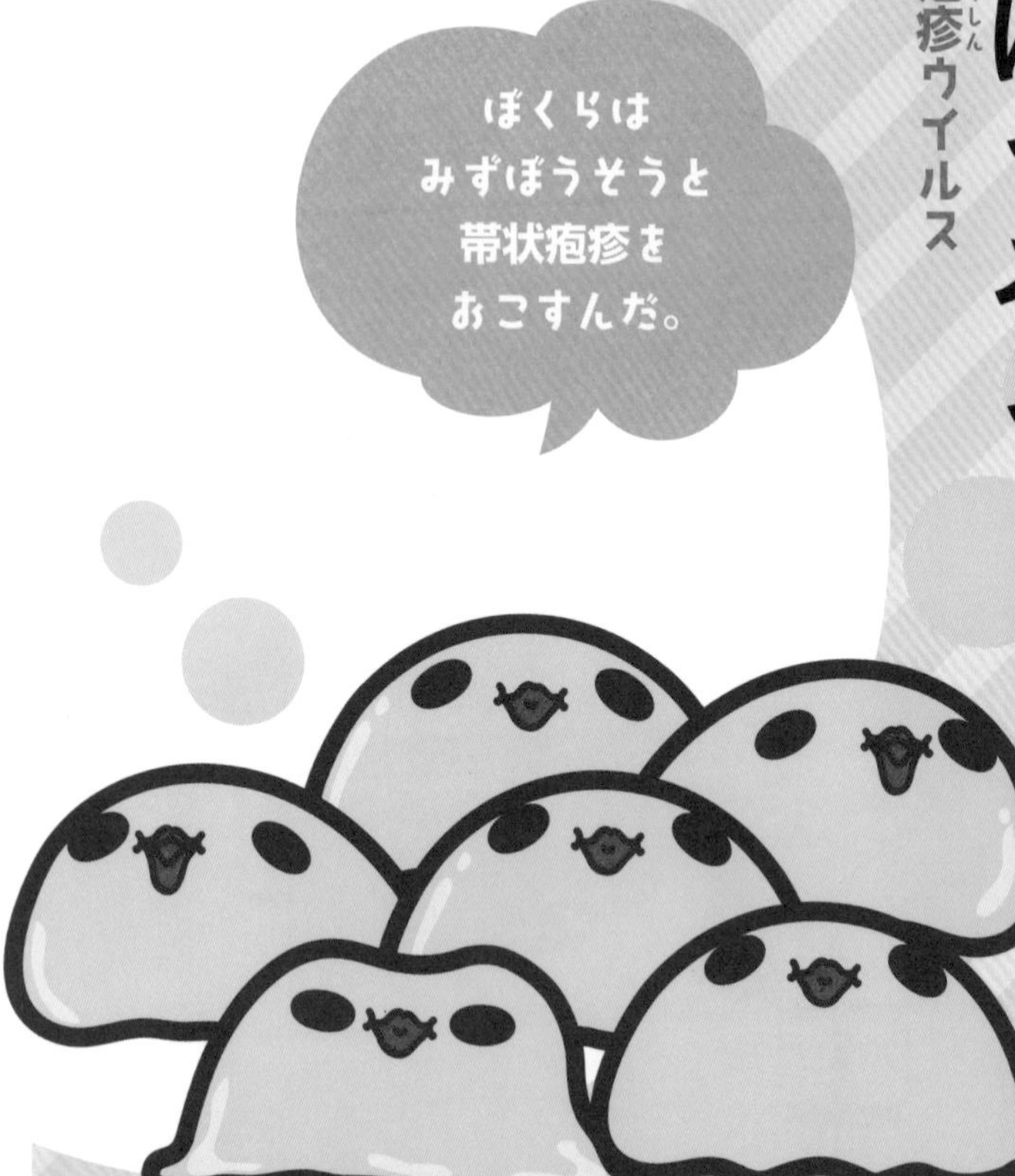
ぼくらは
みずぼうそうと
帯状疱疹を
おこすんだ。

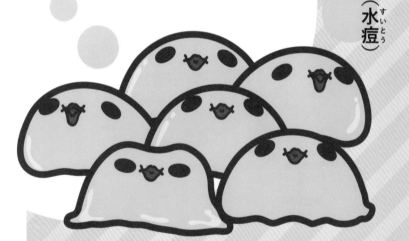

潜伏期間	14〜16日
ワクチン	水痘ワクチン
要注意年齢	1〜9歳

おもな症状

かゆみを伴う赤い小さな
水ぶくれ

からだのあちこちに小さな水ぶくれができるけど、
1週間くらいでなおるよ。

なおったあとも、
ぼくらはからだのなかにひそみ続けて、
からだが弱るのをねらっているよ。

日本では1～2歳の間に予防ワクチンを
2回接種することになっているよ。

どんな病気？

ぼくらは人にのみ感染するウイルスだよ。**とくに小さなこどものからだに入りこむのが得意さ。**ぼくらに感染したこどもは、**胸、腰、背中などに赤くて小さなぶつぶつができて、しだいにそれが水ぶくれになって全身に広がるよ。**これがみずぼうそうっていう病気さ。水痘とも呼ばれるけどね。

水ぶくれは、かさぶたになってはがれ落ちるとなおるんだけど、なおったからって安心することはできないんだ。なぜって、じつはぼくら、**なおったあともからだのなかに、こっそりとかくれているか**

らね。そして、かかった人が年をとって、からだが弱ったときなどに、再びぼくらは活発になるんだ。**そのときは帯状疱疹っていう病気をおこすよ。**

え？　なんてしつこいやつらだって？

そんなふうに思わないでおくれよー！

どんな予防や治療があるの？

ぼくらは感染力が強いから、学校や家族のなかでみずぼうそうを流行させちゃうことがあるらしいんだ。だから、うわさによると**日本では1～2歳の間にみずぼうそうを予防するためのワクチンを2回接種することになっている**んだって。ぼくらにとっては迷惑な話だよ。

それに、みずぼうそうにかかったあとでも、ぼくらをやっつける薬や、皮膚の症状をやわらげる薬もあるみたいなんだ。もう、みんなぼくらのこと、そんなにきらわないでおくれよー！

水ぶくれができると、とてもかゆくなるらしいよ。でも、かゆいからって**ひっかくとその傷口から別の病原体が入りこむことがあるよ。**だから、ひっかくのをがまんするほかに、手を清潔にするとか、つめを切っておくとか、注意が必要なんだってさ。

豆知識　水痘ワクチンは日本で開発されて、いまでは世界中で使われている。

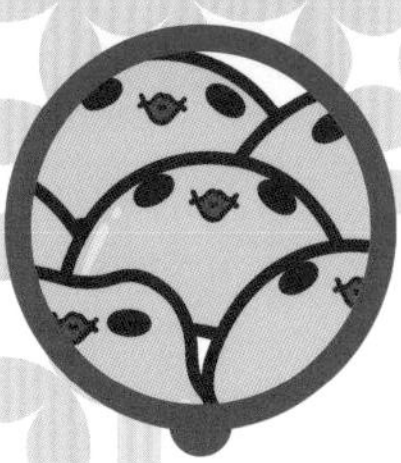

この病気にも注意!

帯状疱疹《たいじょうほうしん》

帯状疱疹も、ぼくら、水痘・帯状疱疹ウイルスがおこす病気だよ。みずぼうそうがなおっても、ぼくらはからだのなかにずっと長い間かくれていて、感染した人が高齢になったり、病気になったりして免疫力が落ちると、再び水ぶくれをつくるんだ。からだの神経に沿って帯のように並ぶのが特徴で、とても痛いんだって。

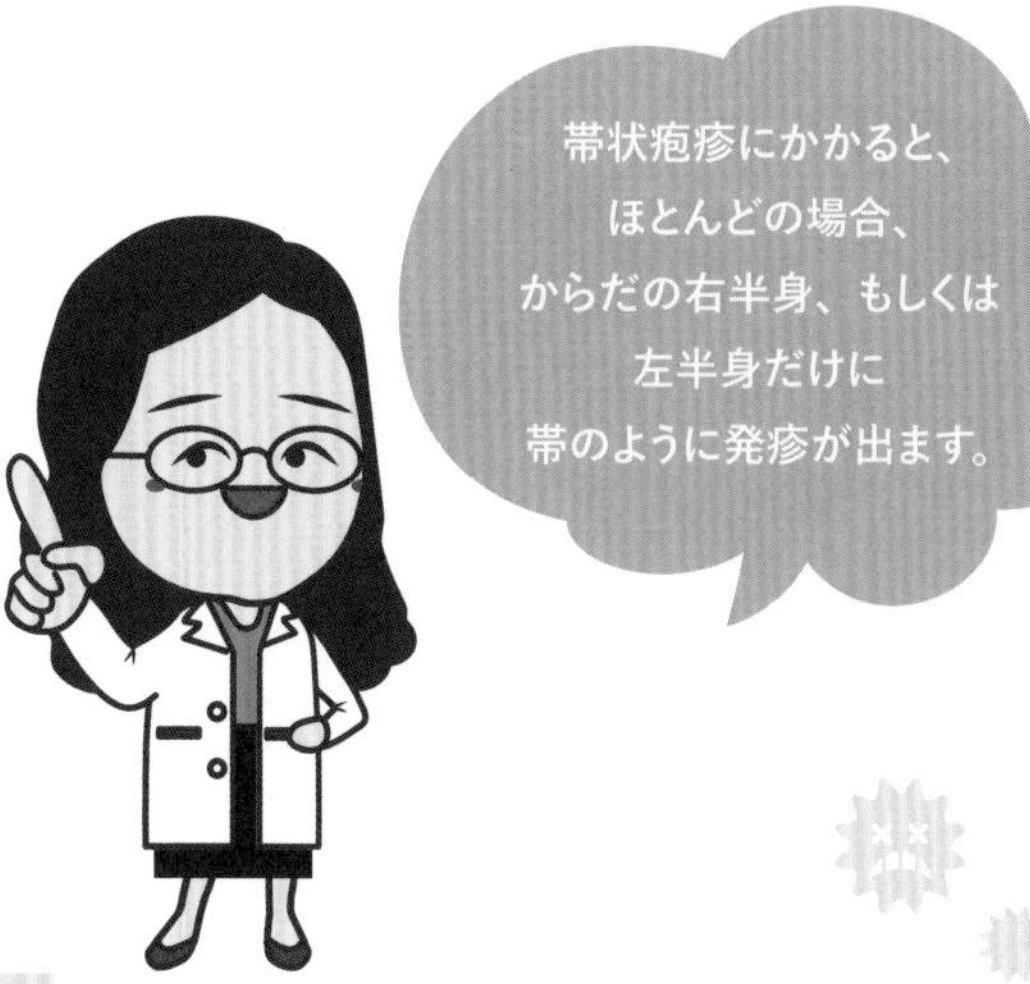
帯状疱疹にかかると、
ほとんどの場合、
からだの右半身、もしくは
左半身だけに
帯のように発疹が出ます。

危険度 ●●○○○

何度でも発症することがある！

RSウイルス感染症

RSウイルス

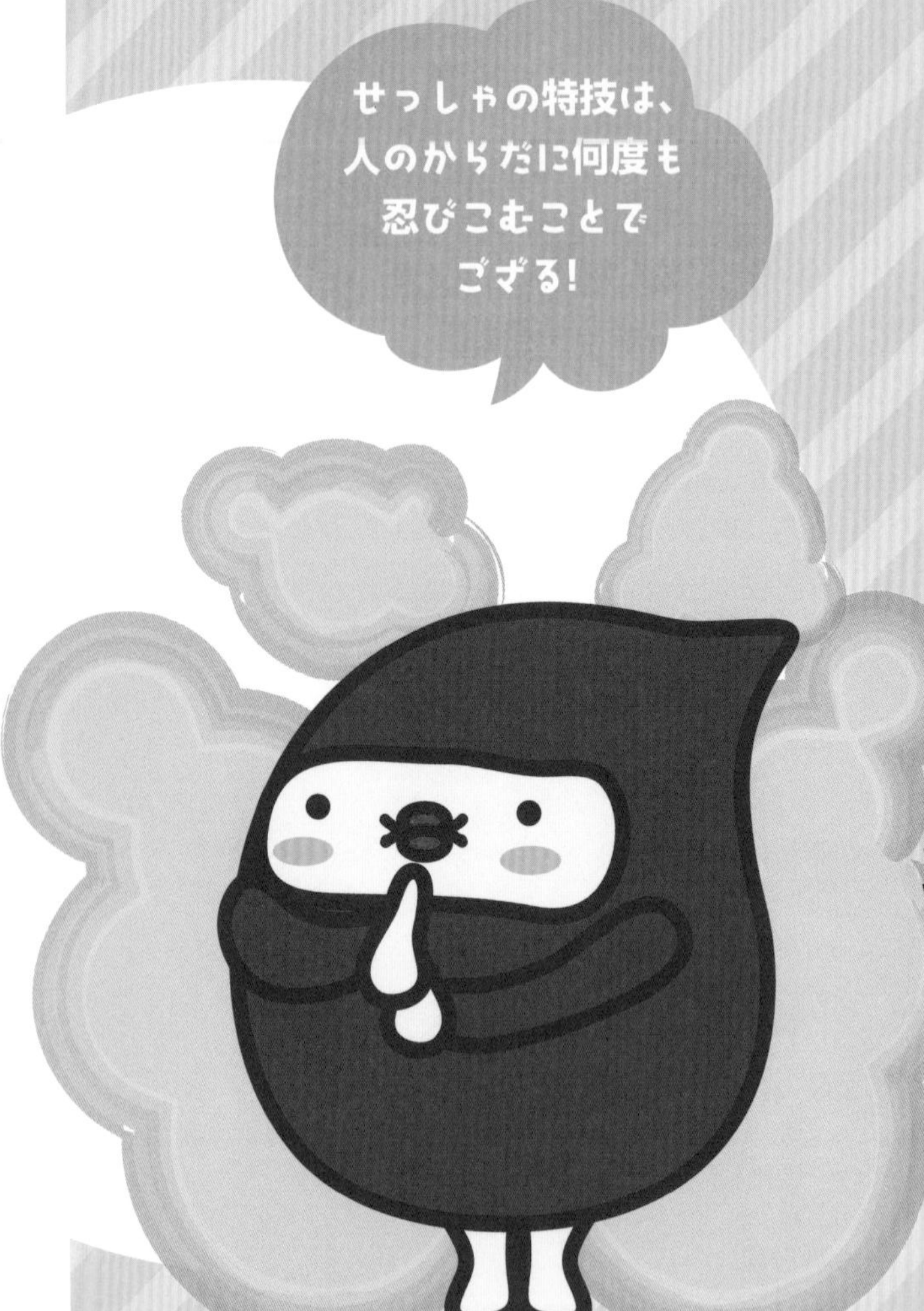
せっしゃの特技は、
人のからだに何度も
忍びこむことで
ござる！

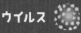

潜伏期間	4〜6日（最短2〜最長8日）
ワクチン	なし
要注意年齢	2歳以下

おもな症状

鼻水、発熱、せき

せっしゃが人のからだに忍びこむと、
RSウイルス感染症という病気になるでござる。

せっしゃは同じ人に何度でも感染するでござるが、
症状が出ない人も多いでござる。

小さいこどもに多い病気で、
赤ちゃんに感染すると
重症になることもあるでござるよ！

どんな病気？

せっしゃRSウイルスは、せきやくしゃみとともに飛び散り、目や口や鼻から人のからだに忍びこむのでござる。

たいていの病気は1度かかると免疫ができるのでござるが、せっしゃはその免疫をつくらせないのでござる。だから、同じ人のからだに何度も忍びこんで、RSウイルス感染症をおこすことができるのでござるよ。人間は**2歳までには、ほぼすべてのこどもが1度はせっしゃに感染している**のでござるよ。どうでござる。おそろしいでござろう？

せっしゃに感染すると、**鼻水、熱、せ**

きなどが出て、かぜのような症状をおこすのでござる。はじめてせっしゃに感染したこどもは、気管支炎や肺炎になることもあるらしいのでござる。**とくに赤ちゃんの場合は重い症状になりやすい**でござるよ。注意するのでござる。

どんな予防や治療があるの？

せっしゃに苦手なものはないでござるよ。うそじゃないでござる！

ただ、そうでござるな……。ほんのちょっとだけ、**石けんを使った手洗いや、アルコールを使った消毒は苦手**でござるが……。まあ、強いていうなら、暑いところだとせっしゃは元気がなくなってしまうから、**熱も得意ではない**でござるかな……。それに、ほかの病原体の仲間と同じように、せっしゃも**マスクはきらい**でござるな……。

あと、せっしゃをやっつける薬はないでござるが、**予防のためのワクチンが開発中らしい**でござるよ。これが完成して使われるようになったら、本当にこわいでござる……。

しまった！　うっかり苦手なものを全部しゃべってしまったでござる！　このことはどうかほかの人にはひみつにしてほしいでござるよ。

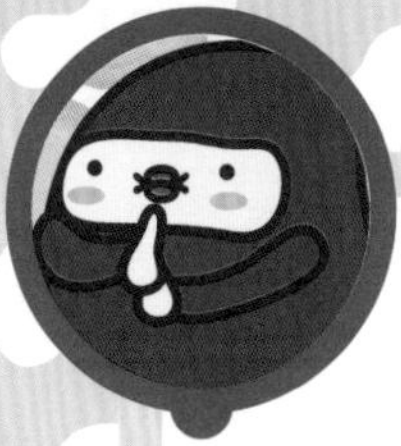

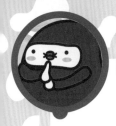

せっしゃの仲間

百日ぜき

百日ぜき菌

名前のとおり、百日ぜき菌がおこす病気が百日ぜきでござる。こどもがかかりやすい病気で、せきが何日も続くからこう呼ばれるのでござるよ。かぜの症状と似ているでござるが、息を吸うときヒューっていう笛を吹くような音がするのでござる。

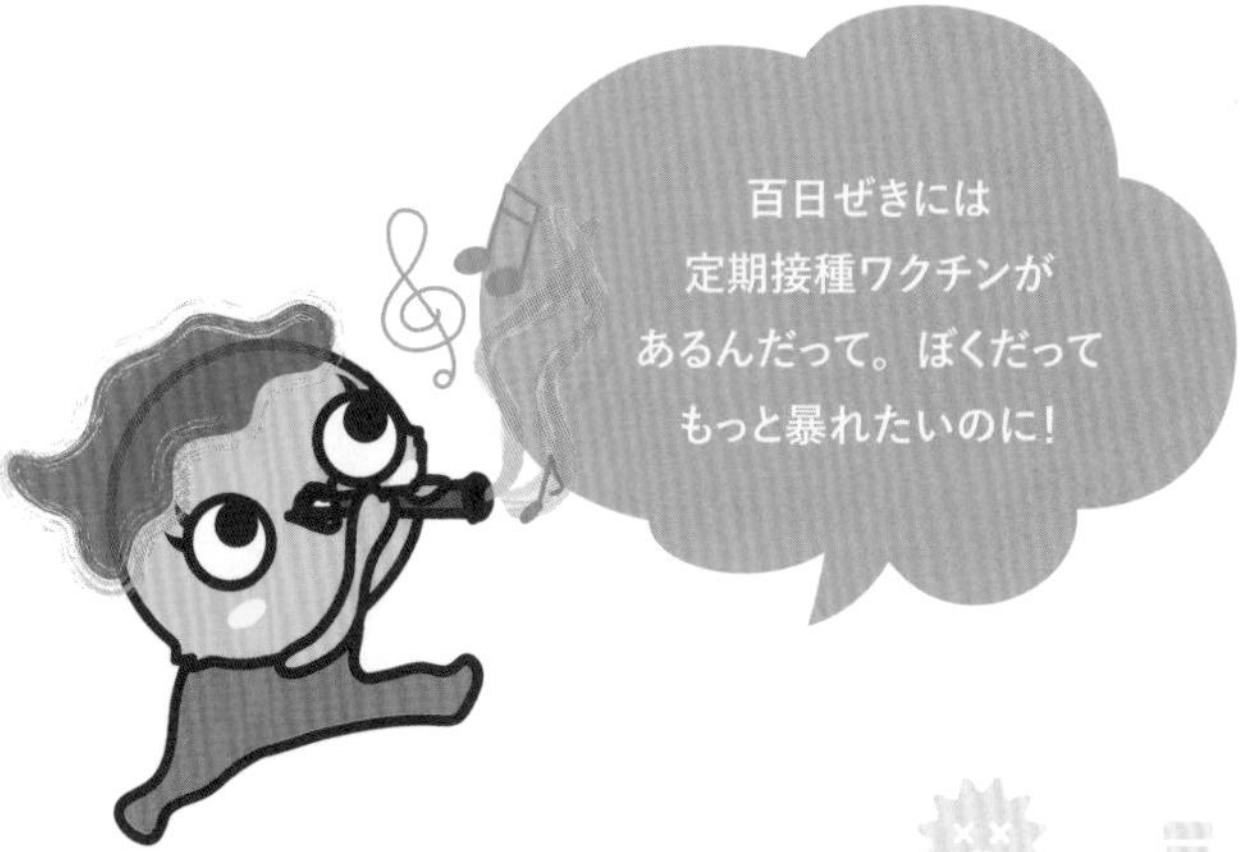
百日ぜきには
定期接種ワクチンが
あるんだって。ぼくだって
もっと暴れたいのに!

Infection Column

コンコンというせきが長びく肺炎！

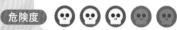

マイコプラズマ肺炎

肺炎マイコプラズマ

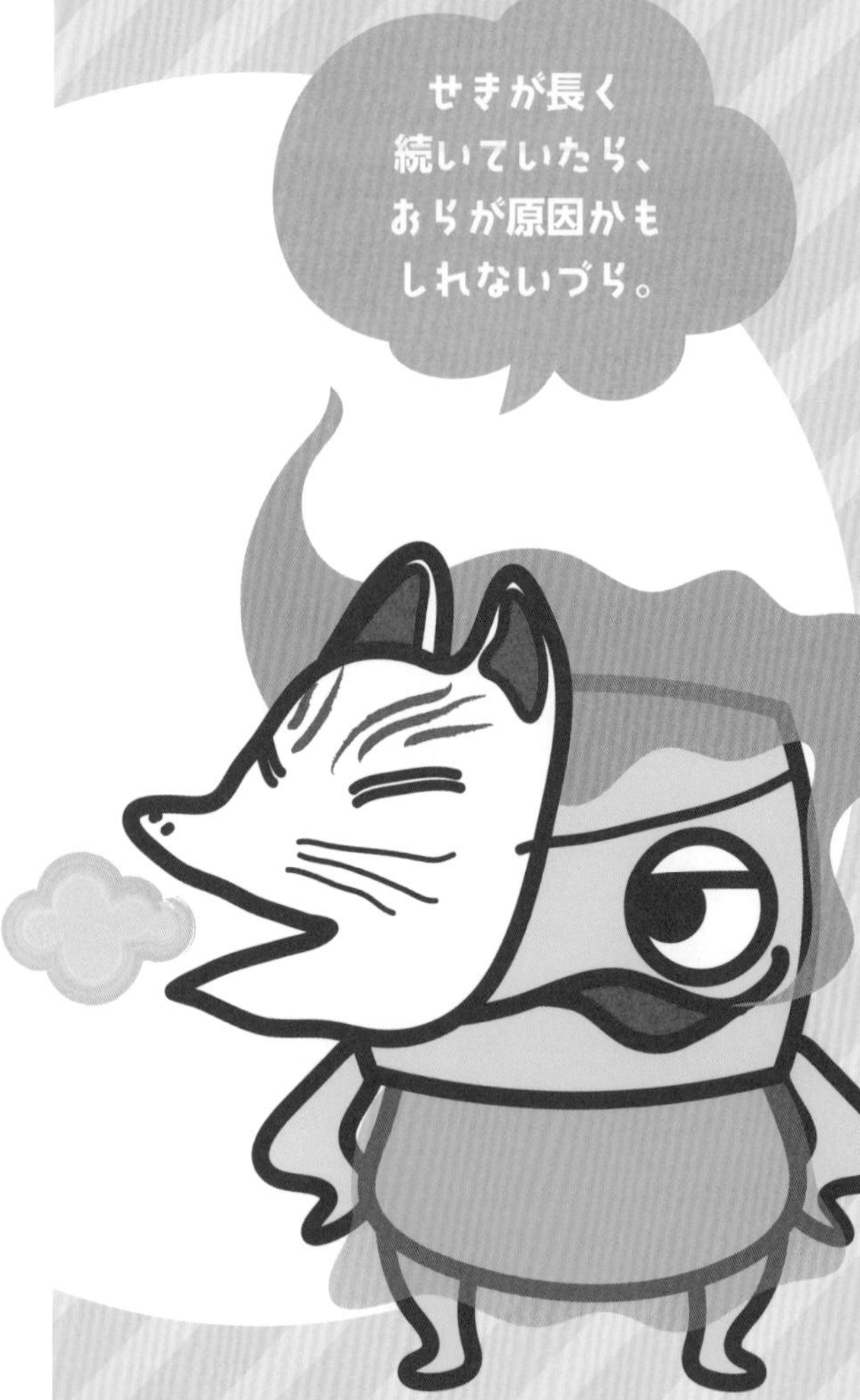
せきが長く
続いていたら、
おらが原因かも
しれないづら。

潜伏期間	2～3週間 （最短1～最長4週間）
ワクチン	なし
要注意年齢	15歳以下

おもな症状

せき、発熱、だるさ、頭痛、喘鳴*

*喘鳴：ぜいぜい、ひゅーひゅーという呼吸音

症状は軽いことが多いけど、
せきが長く続くのが特徴づらよ。

若い人が多くかかる病気だけど、
おとなも油断はできないづら。

潜伏期間が長くて、
症状が出る前からまわりの人に
広めていることが多いづらよ。

どんな病気？

おら、肺炎マイコプラズマ。ちょっとややこしいけど、マイコプラズマ肺炎っていう病気の原因になるづら。**とても小さくて、細菌のなかでも、最小のグループに入る**づらよ。

おらがからだのなかに入りこむと、人はコンコンという乾いたせきが出るようになるんだづら。さらに症状が進むとゲホゲホという湿ったせきになっていくづらよ。そんなせきが長く続くづら。**「歩く肺炎」っていわれるように、発症しても歩けるくらい元気な場合が多い**んだけど、気管支炎や重症肺炎になることもあるみたいづらね。
それに、**吐き気や嘔吐、下痢のほか、鼓膜炎をはじめとする耳の病気など、たくさんの合併症をおこす場合もあるんだそうづら。**

感染する人の多くは15歳以下だけど、おらはおとなのからだにだって入りこんでいくことができるづら。だから油断は禁物づらよ。

どんな予防や治療があるの？

おらを予防するワクチンはないんだそうづら。残念だったづらねー。

それにおらは**潜伏期間が長くて、症状が出る前にどんどんまわりに広めていることが多いづら。**そのうえ感染力が強いから、おらがからだのなかに入りこむのをふせぐのは、けっこうむずかしいづらな。さらに、おらに**1度感染して免疫ができたとしても、その免疫はずっと続くわけじゃないから、再びおらに感染することもあるづらよ。**

みんなにできる予防っていえば、ていねいに手洗いをして、外出するときにはマスクをつけることづら。感染してしまったら、おらをやっつける薬を飲むことくらいしかできないづらね。まあ、それでもすぐになおるわけではないづらなー。

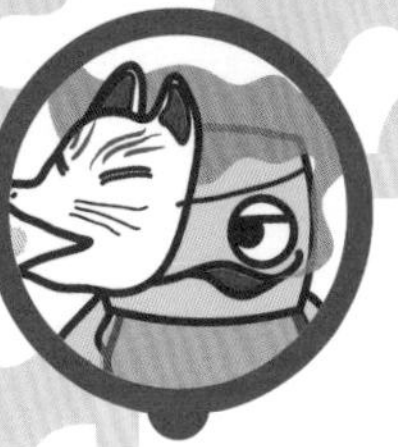

おらの仲間

レジオネラ肺炎

レジオネラ菌

レジオネラ肺炎をおこすのがレジオネラ菌づら。もともとは土や川にいたんだけど、最近では温泉施設やスポーツ施設にいることがあるづらね。お年寄りだと発熱、筋肉痛、呼吸困難などになって、治療を受けないと亡くなる危険性が高いづらよ。

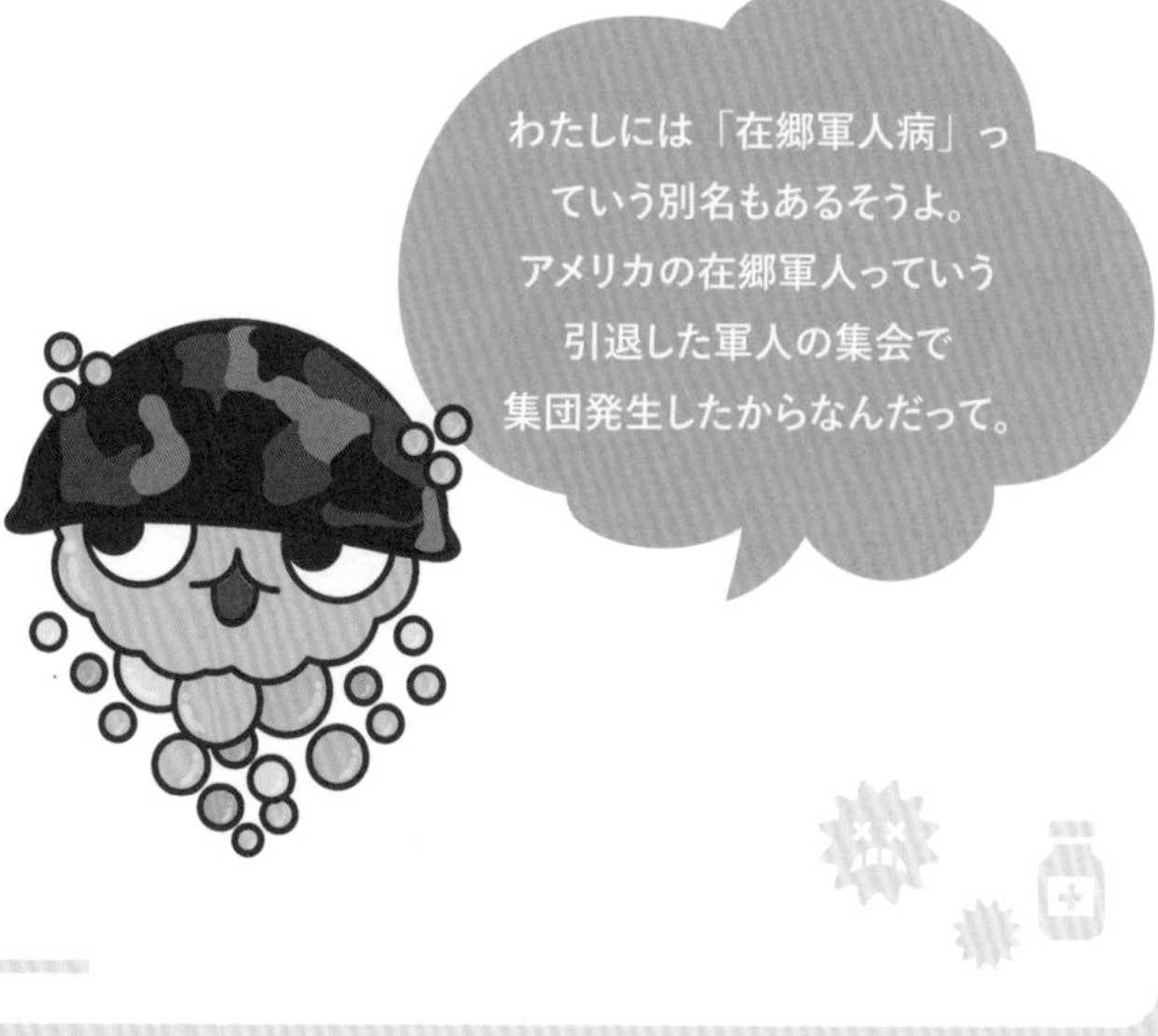
わたしには「在郷軍人病」っていう別名もあるそうよ。アメリカの在郷軍人っていう引退した軍人の集会で集団発生したからなんだって。

危険度

ウイルス

リンゴ病（伝染性紅斑《でんせんせいこうはん》）

リンゴのようにほっぺが赤くなる！

ヒトパルボウイルスB19

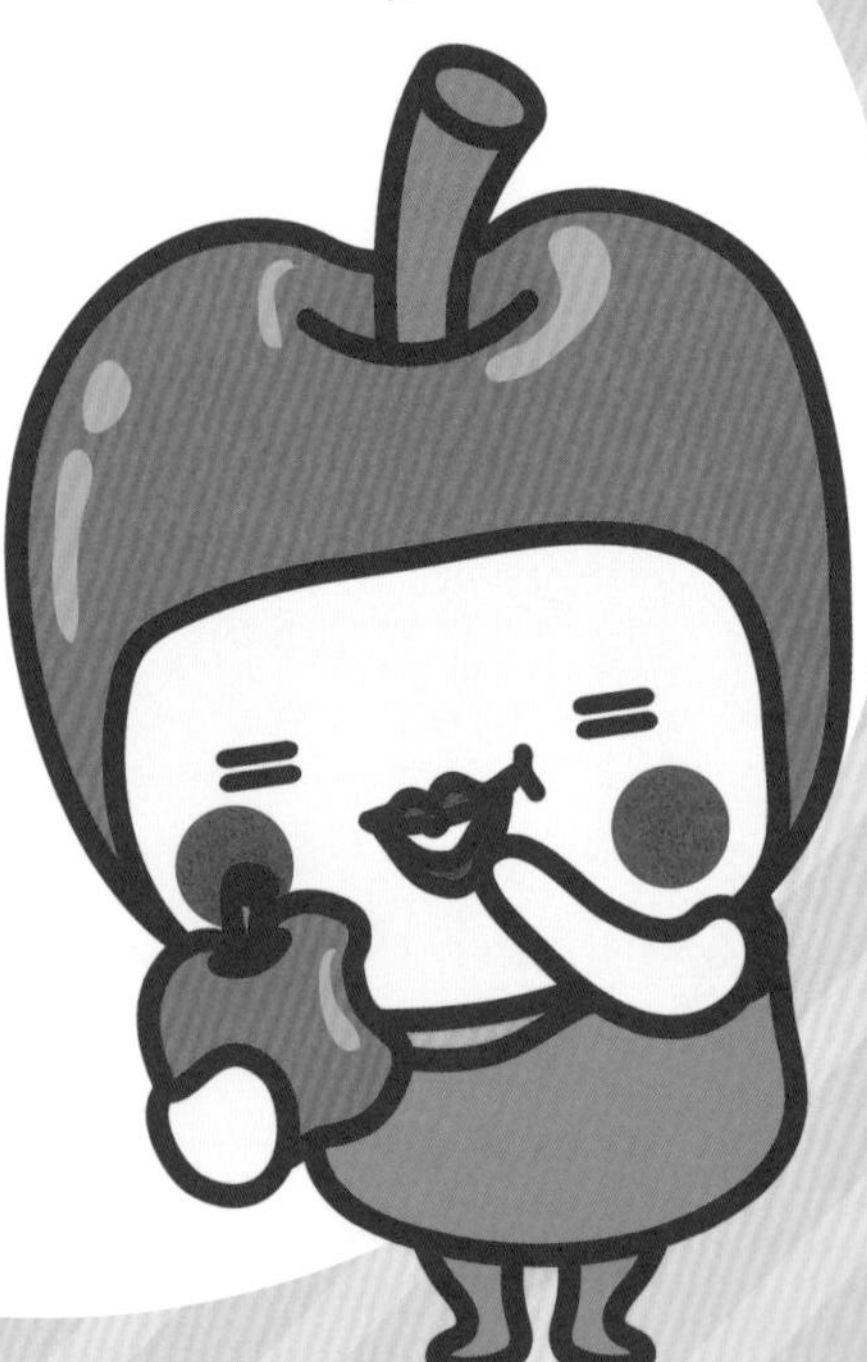
感染すると、
わたしみたいに
ほっぺが
赤くなるわよ。

潜伏期間	14〜18日
ワクチン	なし
要注意年齢	4〜9歳、妊婦

おもな症状

両ほおに赤い発疹、腕や太ももに
レースのような赤い発疹

わたしはとっても小さなウイルスで、
リンゴ病っていう病気をおこすの。

症状が出る前にほかの人にうつるから、
予防がむずかしいみたいよ。

ふつうは軽い症状なんだけど、
妊婦さんは注意が必要らしいわ。

どんな病気？

わたしの名前のパルボっていうのは、ラテン語で小さいという意味よ。その意味のとおり、わたしはとっても小さなウイルスなの。

わたしが人のからだに入ると、**ほっぺに赤い発疹が出て、まるでリンゴみたいになるから、日本ではリンゴ病って呼ばれているのよ。**うふふ、なんだかちょっとかわいいでしょう？

赤い発疹は、ほっぺから腕や太ももなどにも広がってレース状になるの。ちなみに、ほっぺに赤い発疹が出る前に、微熱などのかぜの症状が出る人もいるみた

豆知識　発疹で赤くなったほおを、アメリカでは「平手打ちをされたようなほお」という。

いよ。

　わたしは4~9歳くらいのこどもに感染することが1番多いわ。まれにおとながかかってしまうこともあるみたいなんだけどね。わたしが活発になる**春を中心に、1~7月はリンゴ病が流行する**季節らしいのよ。うふふ。

どんな予防や治療があるの？

　わたしが感染力をもっているのは、感染した人に赤い発疹が出る前なの。つまり、感染していることに気づく前にほかの人にうつって広がっていくってわけ。だから、ふせぐのがむずかしいみたいなのよ。うふふ。

　逆に赤い発疹が出たあとは、わたしは感染力をなくしているから、ほかの人にうつることはないわ。

　それとね、わたしを予防するワクチンはないの。だけど、赤い発疹は7~10日間ぐらいで自然に消えるし、**ほとんどの場合は軽い症状で、大きな問題になることはない**らしいわ。

　ただし、**妊婦さんは別なの。**妊婦さんがわたしに感染すると、おなかの赤ちゃんがたいへんなことになる場合があるみたいよ。だから注意してほしいわ。

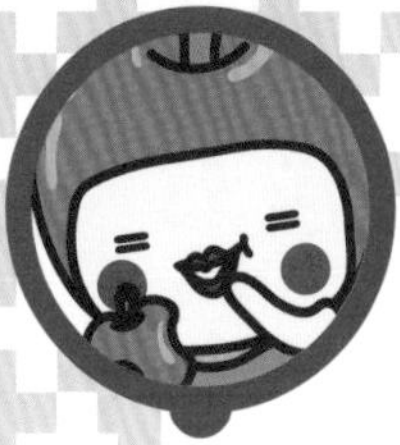

知りたい！感染症

妊婦さんは気をつけて！

わたしがおこす症状は軽いから、ふつうは感染してもあまり問題はないのよ。でも妊婦さんが感染すると、おなかの赤ちゃんにも感染して流産などする場合があるらしいわ。わたしがいうのもなんだけど、リンゴ病が流行しているときに小学校や幼稚園、病院などに立ち入る場合、妊婦さんは十分注意したほうが安心かも。

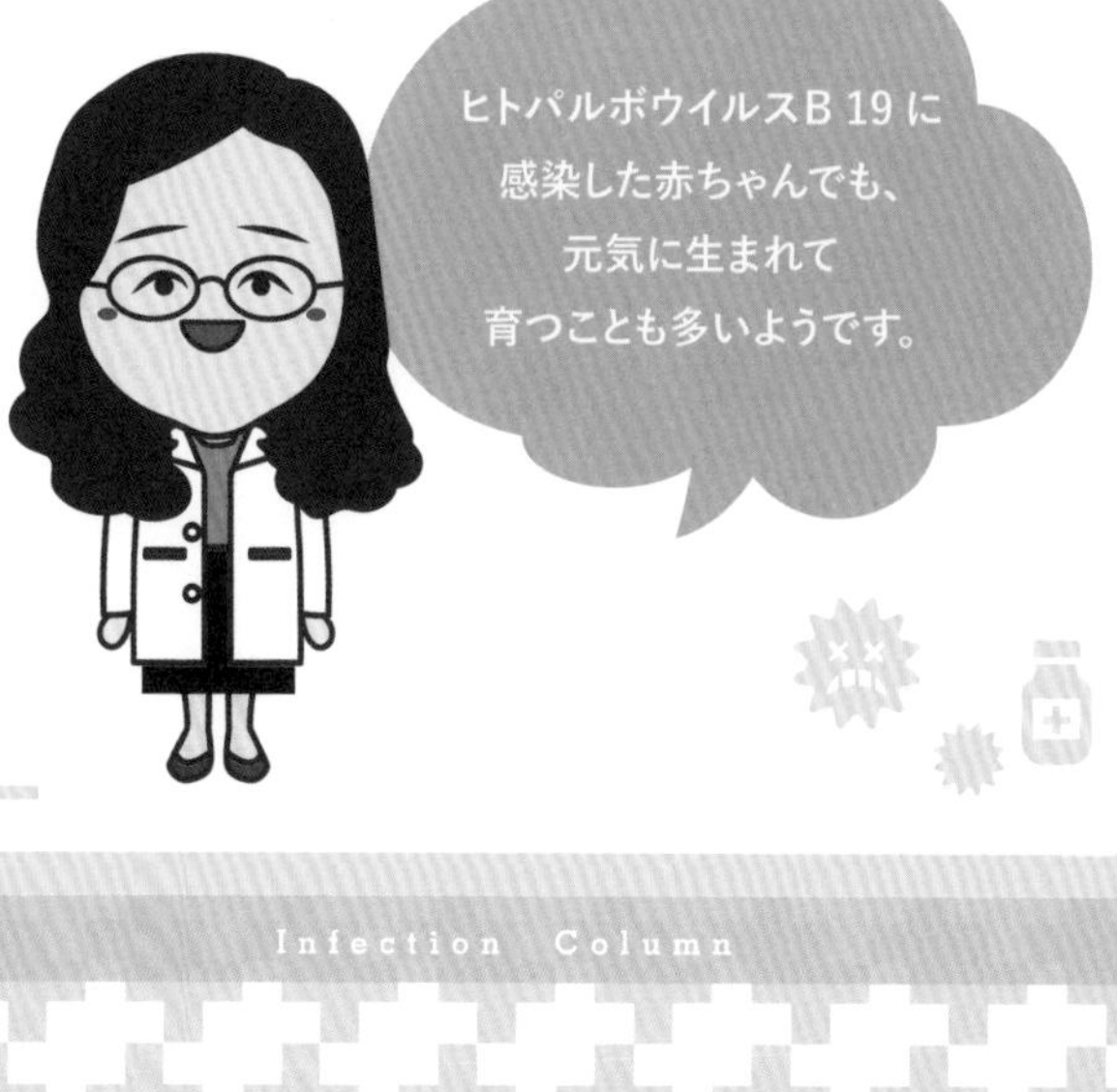
ヒトパルボウイルスB 19 に
感染した赤ちゃんでも、
元気に生まれて
育つことも多いようです。

危険度

日本で国民病とおそれられた！ 結核

結核菌

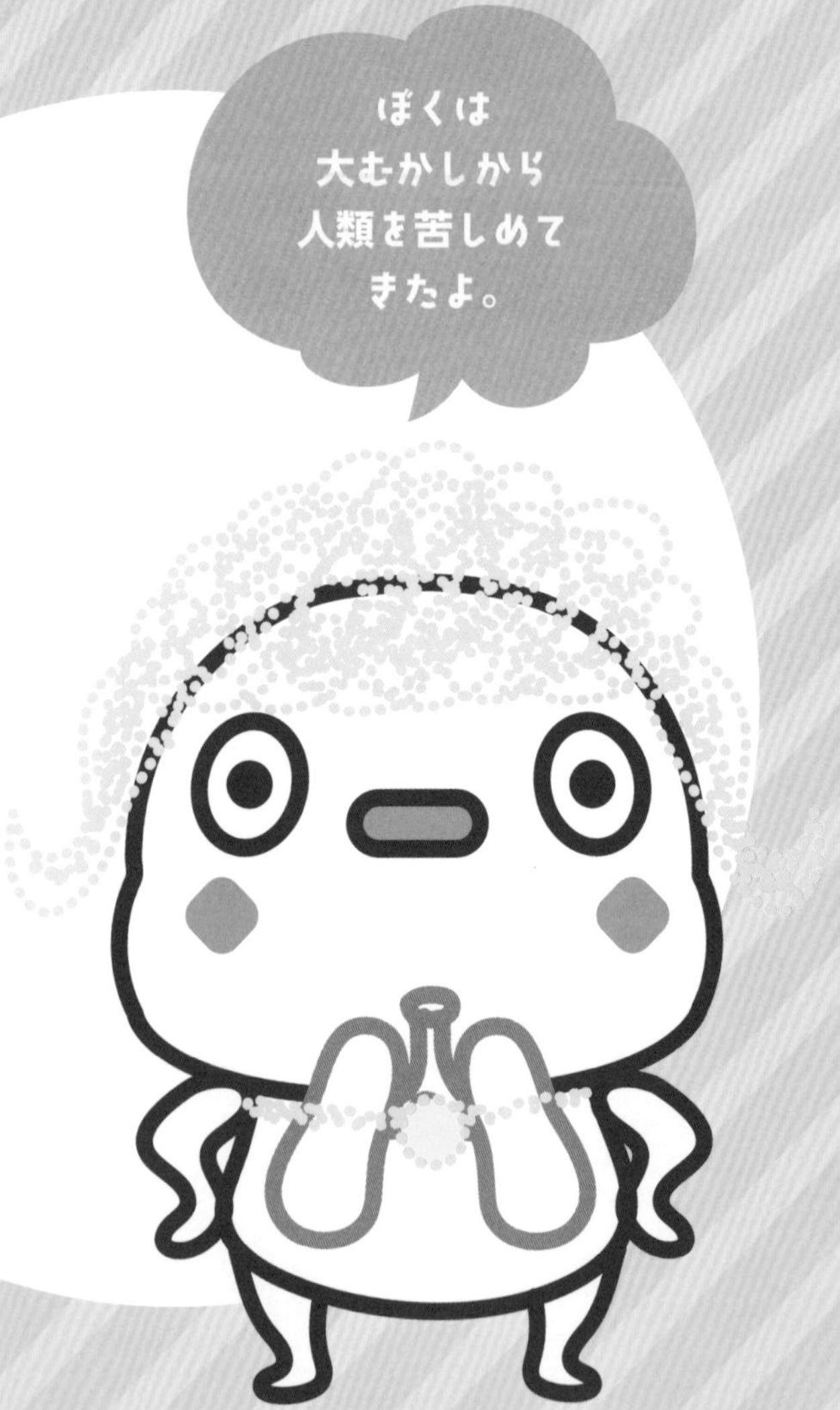

潜伏期間	数か月～数十年
ワクチン	BCG
要注意年齢	すべての年齢層

おもな症状

せき、たん、微熱、食欲不振、だるさ

ワクチンはあるけど、
その効果は一生続くものじゃないんだ。

ほとんどの人は感染しても発症しないけど、
免疫力が落ちていると結核になるんだ。

症状が重くなると、亡くなる人もいるみたい。

どんな病気？

ぼくのこと、知っている人も多いんじゃないかな？ ぼくは、大むかしから人類を苦しめてきた結核菌。日本でも国民病といわれるほど広がって、日本人の死亡原因の第1位だった時期もあったんだよ。

ぼくに感染しても、**ほとんどの人は免疫がはたらくことによって発症しない**んだ。それに、発症しない人のからだのなかにいるぼくは、ほかの人にうつることもないんだよ。**でもね、免疫力が落ちると、からだのなかにいるぼくは増えはじめて、結核をおこしやすくなるよ。**

発症すると、**せきやたん、微熱などの**

症状が長く続いて、食欲がなくなってやせてくるんだ。症状が重くなると、肺などの組織がこわされて、亡くなることもあるんだって。**じつはいまの日本でも毎年2000人以上の人が結核で亡くなっているらしいよ。**

どんな予防や治療があるの？

結核を発症した人の症状が悪化すると、せきやたんとともに、ぼくを吐き出すようになるよ。吐き出されたぼくは、その場をふわふわと漂うんだ。**とくにぼくが好きなのは、狭くて換気のわるい場所。空気の流れが滞っているから長く漂っていられるんだ。**

ぼくがおこす結核を予防するために、**日本では赤ちゃんにBCGっていうワクチンを接種することになっているんだっ**て。さては、ぼくに対する免疫をつけようとしているんだな！　でもそんなことじゃあ、ぼくはいなくならないよ。だって、**ワクチンの効果が続くのは10〜15年で一生じゃない**から、おとなになると効果がなくなるんだもんね。

だから、定期的に検査をしていない人は要注意だよ。それに規則正しい生活や適度な運動を心がけていない人も気をつけたほうがいいかもね。

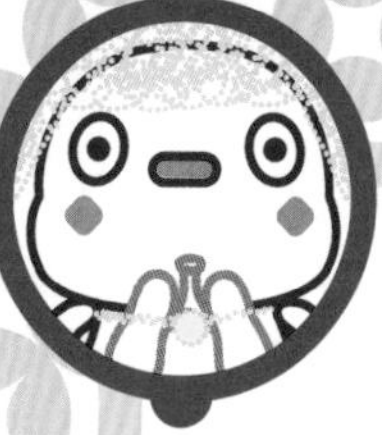

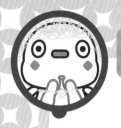

この病気にも注意!

スーパー結核

このごろ、ぼくをやっつける数種類の薬のうち、いくつかが効きづらくなっているって、人間界では大問題になっているみたい。理由は、ぼくが変身したからだよ。ぼくだって、いつまでも同じ薬にやられてばかりはいられないからね！　薬が効きづらくなったぼくがおこす病気は、スーパー結核（多剤耐性結核）って呼ばれているんだ。

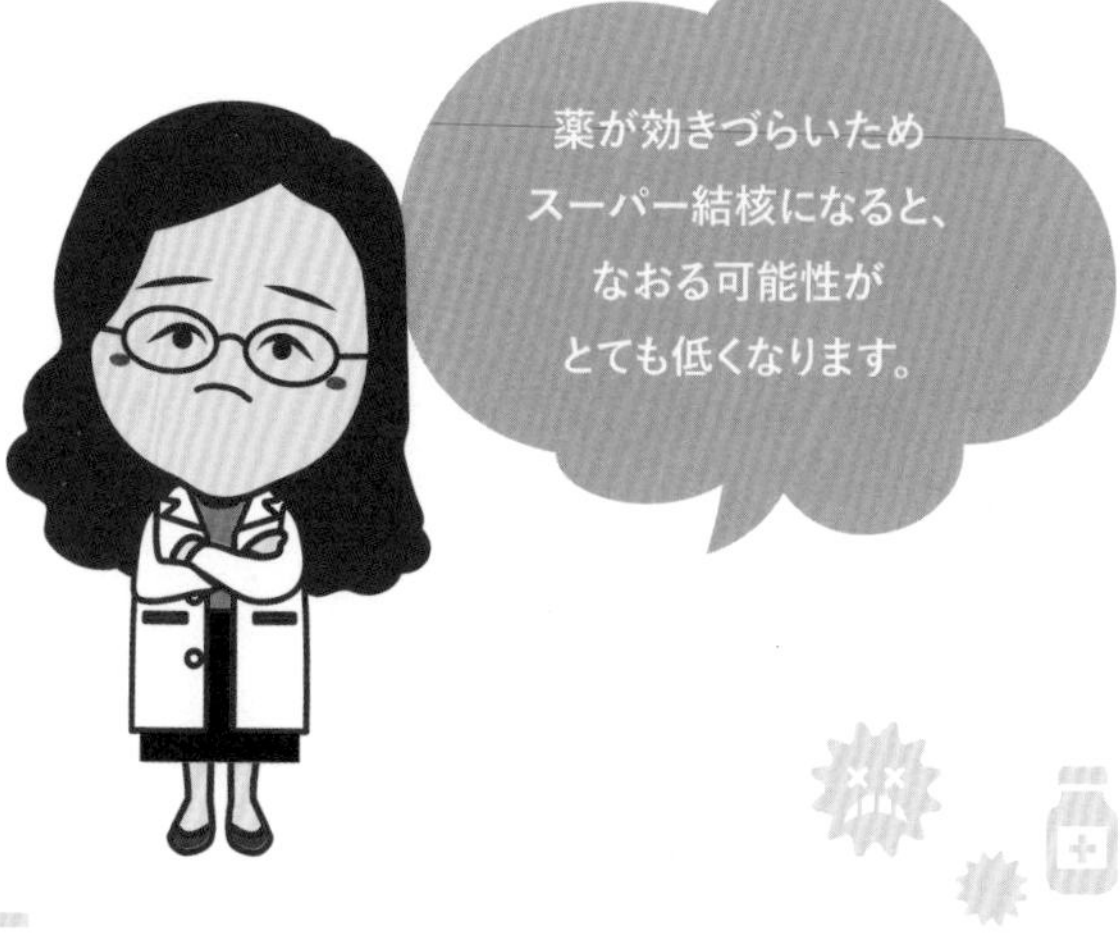
薬が効きづらいため
スーパー結核になると、
なおる可能性が
とても低くなります。

危険度 ☠☠☠☠

中東から広がった重症肺炎！ MERS《マーズ》（中東呼吸器症候群）

MERSコロナウイルス

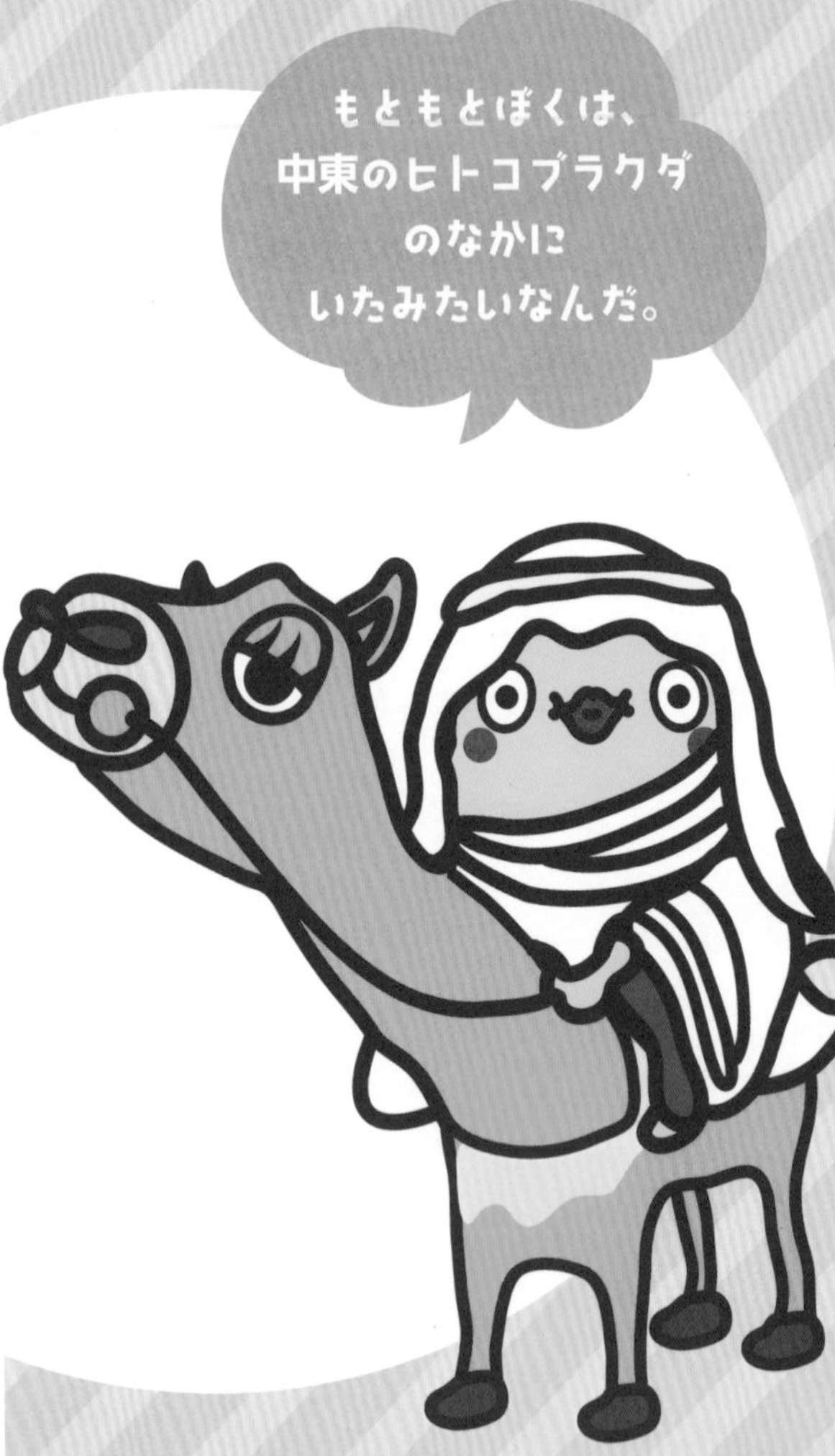
もともとぼくは、
中東のヒトコブラクダ
のなかに
いたみたいなんだ。

潜伏期間	2〜14日
ワクチン	なし
要注意年齢	中高年の人、基礎疾患*のある人

おもな症状

発熱、せき、息切れ、下痢、肺炎

＊基礎疾患：病気や症状をおこす原因になる病気

ぼくはMERSっていう病気をおこす
新しいウイルスさ。

中東地域で発見されたけど、
ヨーロッパやアジアなどでも感染した人がいるよ。

まだMERSにかかった人がいない日本でも、
ぼくはとてもこわがられているみたいだよ。

どんな病気？

ぼくは**2012年にはじめて発見された、新しいウイルスだよ。**最初にサウジアラビアなどの中東地域でぼくに感染した人があらわれたんだけど、そのあと感染した人がほかの地域に移動したから、ぼくはヨーロッパやアジアなどでも、MERSっていう病気をおこすようになったのさ。

ぼくがからだに入りこむと、**人は熱を出したり、せき、息切れ、下痢などをおこしたりするんだ。**なかには症状が軽い人もいるけど、**多くは重い肺炎になって、中高年の人や基礎疾患のある人は亡くな**

豆知識　旅行に行くときは、病原体を運ぶ可能性があることを意識して行動することが重要。

ることもあるんだって。どう？　とてもこわいでしょ？
　ぼくはもともと、中東のヒトコブラクダのなかにいたらしいんだけど、あるときラクダから人にうつるようになったみたいなんだ。

どんな予防や治療があるの？

　ぼくを予防するワクチンや、やっつける薬はまだ開発されていないし、治療法もはっきりとはわかっていないんだ。ぼくはまだ発見されて間もないからね。

　だから人間たちは、とにかくぼくが広まらないように必死になっているみたいだよ。たとえば、ぼくに**感染した人が見つかったら、ほかの人にうつらないように、すぐに隔離している**らしいんだ。それに、ぼくはせきやくしゃみに混ざっていて手にくっつくから、**感染した人がふれたドアノブやつくえ、いすなどは消毒している**んだって。うーん、たしかにこんなことをされたら、ぼくはひとたまりもないよ。

　日本ではまだＭＥＲＳにかかった人がいないみたいだけど、**ぼくが日本にあらわれるのは時間の問題だって、とても心配している人もいる**ようなんだ。

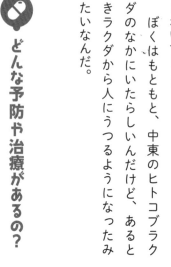

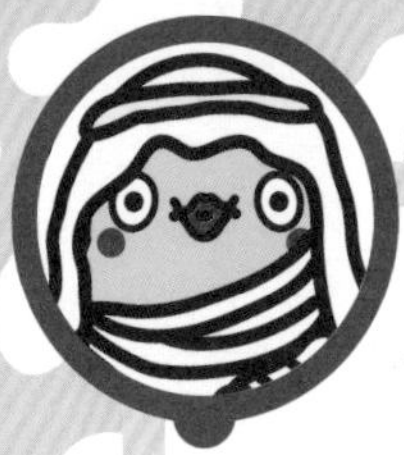

ぼくの仲間

SARS《サーズ》
（重症急性呼吸器症候群）

SARSコロナウイルス

ぼくと同じコロナウイルスっていうグループのSARSコロナウイルスは、SARSっていう病気をおこすよ。急に症状が出る新型肺炎で、感染すると高熱、せき、呼吸困難などの症状が出て、1割くらいが亡くなるんだ。2003年に中国で大流行したのさ。

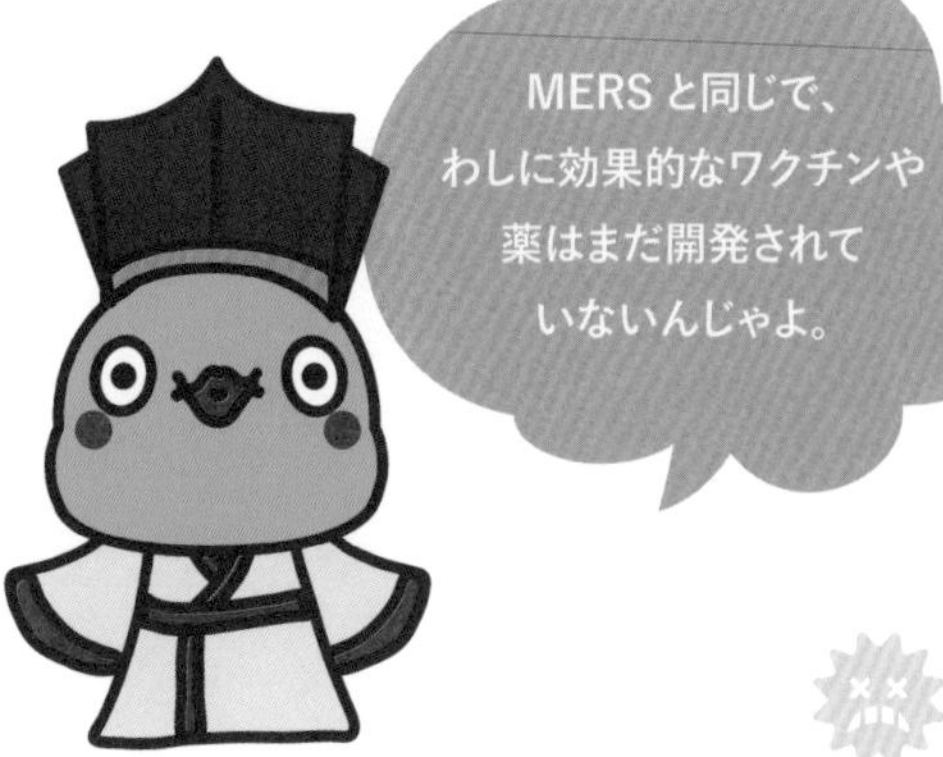
MERSと同じで、
わしに効果的なワクチンや
薬はまだ開発されて
いないんじゃよ。

Infection Column

からだのどこに感染するかで症状が変わる！

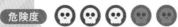

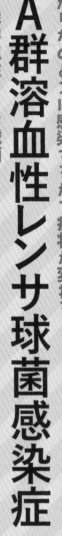

A群溶血性レンサ球菌感染症

A群溶血性レンサ球菌

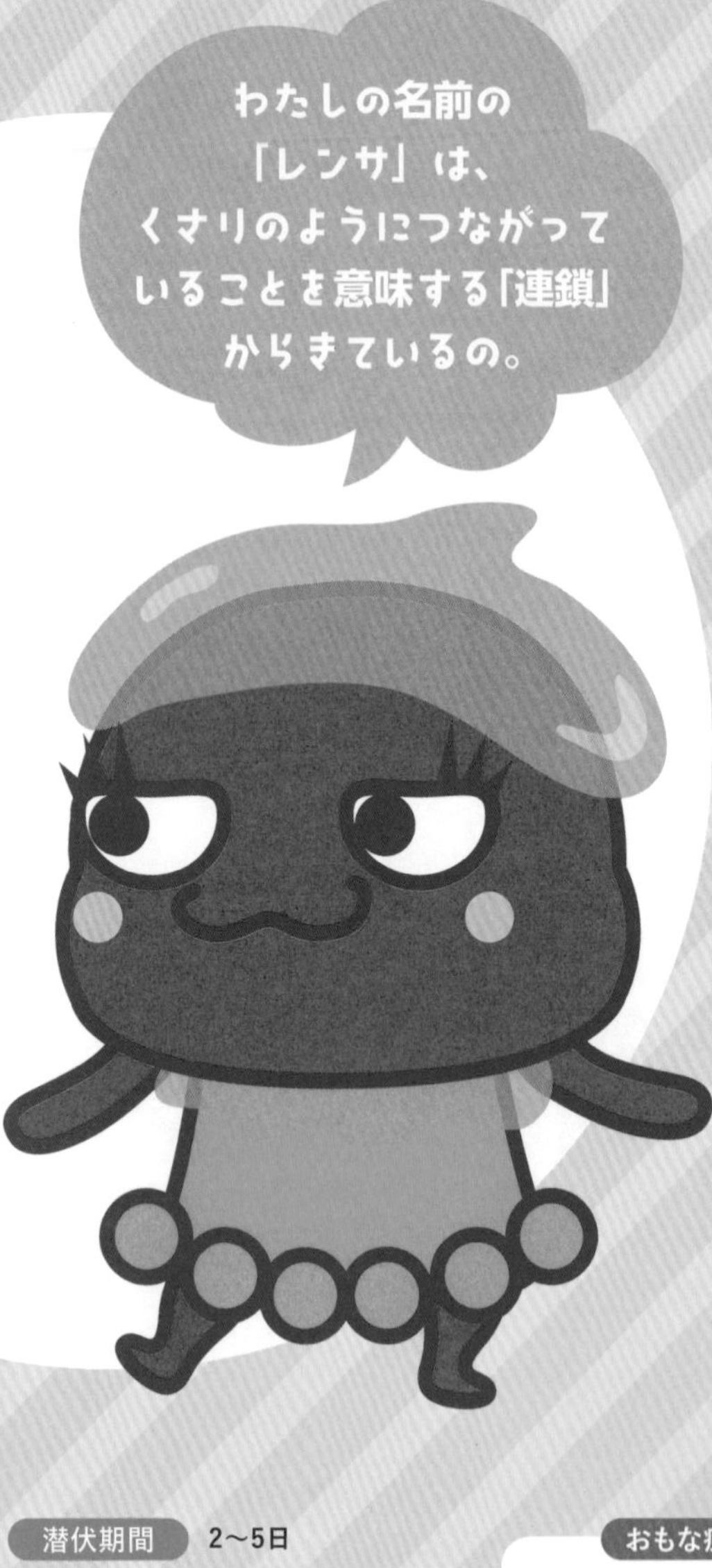
わたしの名前の「レンサ」は、くさりのようにつながっていることを意味する「連鎖」からきているの。

潜伏期間	2〜5日
ワクチン	なし
要注意年齢	0〜5歳

おもな症状

発熱、咽頭炎、かゆみを伴う水ぶくれ・かさぶた、だるさ、嘔吐

わたしに感染すると、
咽頭炎やとびひなどをおこすのよ。

うがいと手洗いをちゃんとしないこどもは
とくに大好きだわ！

人と人とのふれ合いが多い場所が
わたしのお気に入り。
ほかの人にうつれるチャンスが多いもの。

どんな病気？

わたしはA群溶血性レンサ球菌っていって、細菌の仲間なの。**よく名前を省略して、ヨウレン菌って呼ばれているわ。**この名前なら、あなたも聞いたことがあるんじゃないかしら？

わたしに感染すると、**人は急に発熱して、咽頭炎っていうのどに炎症をおこす病気になるの。**舌がイチゴのように赤くなってぶつぶつができる、**イチゴ舌っていう症状が出ることもあるわ。**

あと、わたしは**とびひ**（→70ページ）**っていう皮膚の病気をおこすこともあるわ。**ひっかき傷などから、からだのなかに入って、かゆみのある水ぶくれやかさぶたをつくるの。
冬や、春から夏にかけて活発に動きまわるわたしは、からだのいろんな場所で、さまざまな症状をおこすことができるのよ。わたしってすごいでしょう?

どんな予防や治療があるの?

わたしは、感染した人の唾液や水ぶくれ、かさぶたなどにひそんで、ほかの人にうつるチャンスをねらっているわ。だからわたしは、**人と人とのふれ合いが多い場所が大好きなの。学校や家のなかなどは、とくにわたしのお気に入りの場所なのよ。**

あと、こどもが好きなわたしだけど、そのなかでも、**うがいと手洗いをちゃんとしないこどもはとくに大好きよ。**だって、みんながわたしをどんどん広げてくれるんだから!

わたしに感染した人は、わたしをやっつけるための薬を飲むみたいなの。薬はたしかにとても手強いのよね……。でも、だいじょうぶ! こう見えてわたしってけっこうタフなのよ。**その薬を10日間以上飲み続けられない限り、へこたれることはないわ。**

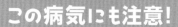

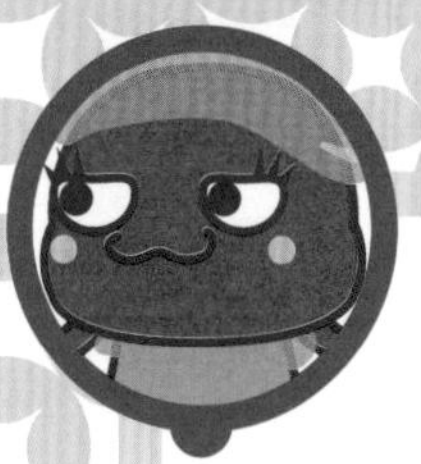

この病気にも注意！

劇症型溶血性レンサ球菌感染症

わたし、Ａ群溶血性レンサ球菌は変身して、劇症型溶血性レンサ球菌になることがあるのよ。この劇症型溶血性レンサ球菌がおこす感染症は、急速に症状が悪化して、３割くらいの人が亡くなるわ。発症すると、筋肉や皮膚の細胞がどんどん死んでいくから、人食いバクテリアって呼ばれているみたいよ。

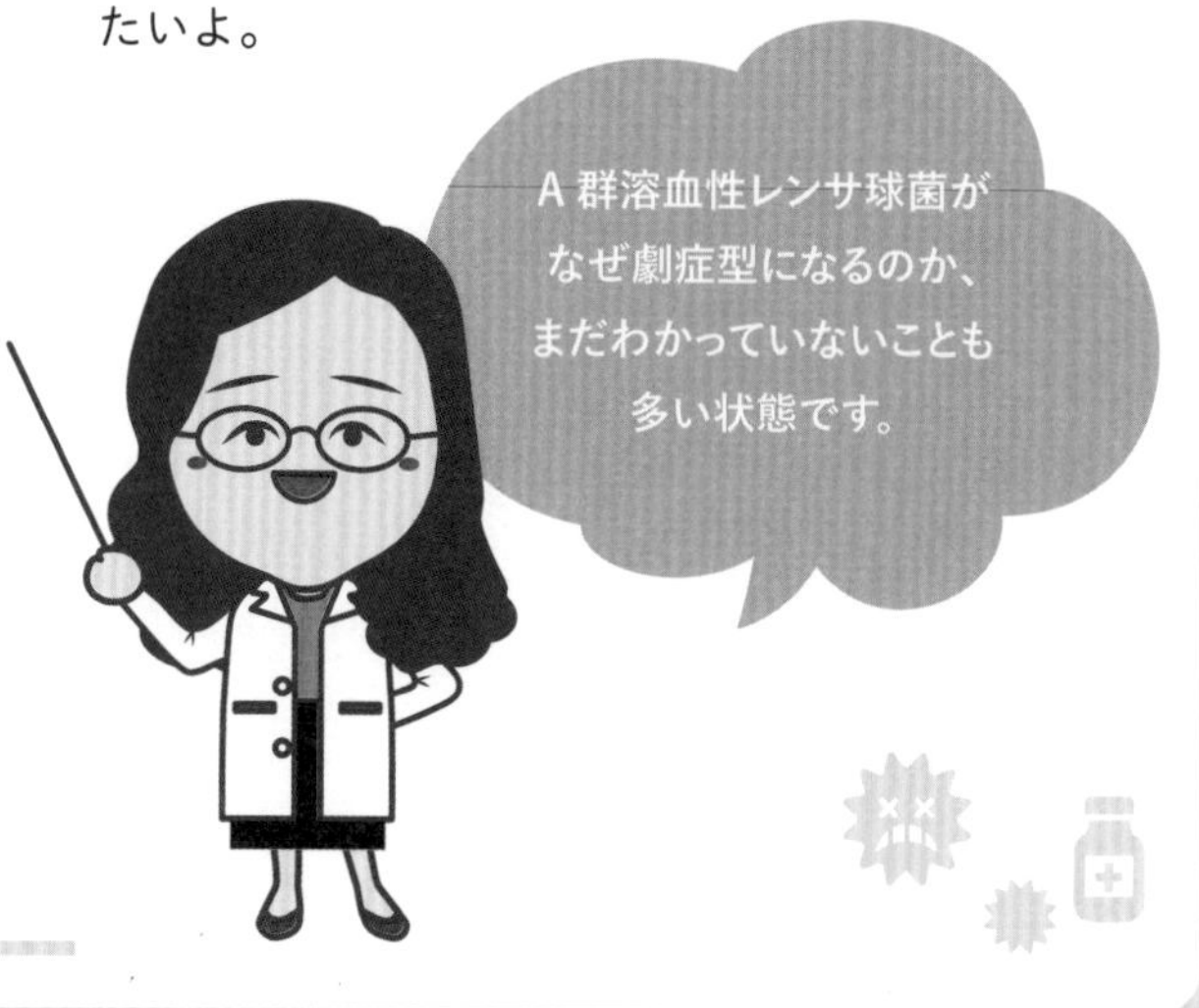
Ａ群溶血性レンサ球菌が
なぜ劇症型になるのか、
まだわかっていないことも
多い状態です。

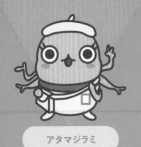

第2章

おもに 人や物にふれてうつる感染症

ぼくたち、人や物にふれてうつる感染症の病原体は、感染した人の皮膚や、感染した人が使ったタオル、つくえ、いす、電車のつり革などにくっついているよ。それらにさわった人が、自分の目や鼻、口にふれることによって、ぼくたちはからだのなかに入りこむのさ。そんなぼくたちがおこす病気には、手足口病、プール熱、とびひ、急性出血性結膜炎、ポリオなどがあるよ。

　人や物にくっついていろんなところに広がるぼくたちは、消毒されていない物にふれたり、トイレに

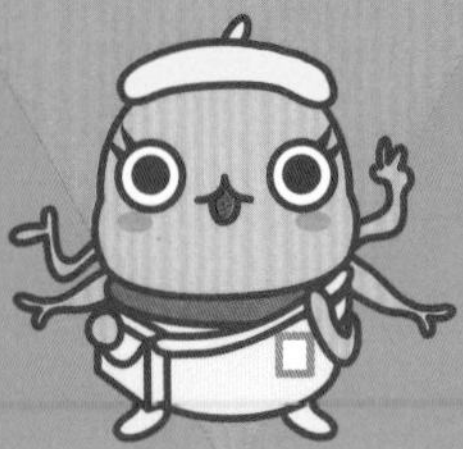

アタマジラミ

急性出血性結膜炎

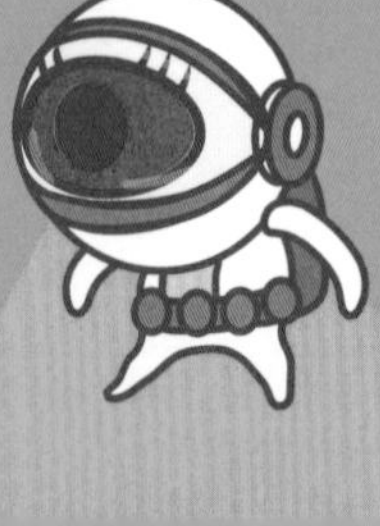

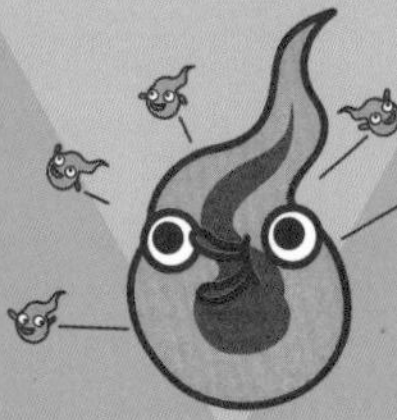

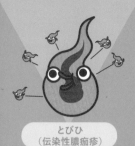

とびひ
（伝染性膿痂疹）

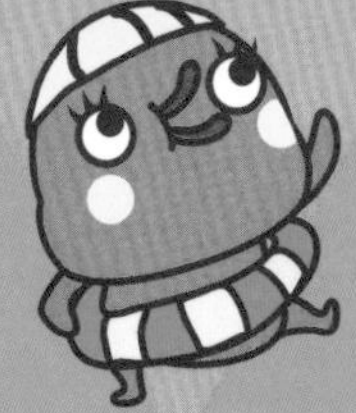

プール熱
（咽頭結膜熱）

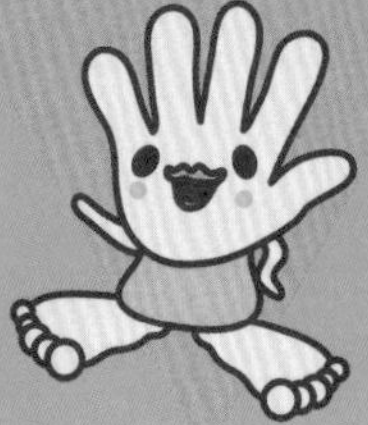

手足口病

行ったあとに手を洗いもせずに、あちこちさわったりする人が大好きさ。だって、ぼくたちがなーんにもしなくても、その人たちがどんどんぼくたちを広めてくれるからね。その反対に、手洗いと消毒をきちんとする人は大きらいさ。

ぼくたちのなかで、アタマジラミはちょっと変わっていて、感染している人が使ったぼうしをはじめとする衣類やベッドなどから、ほかの人にうつるんだ。

それから、エイズは感染した人にふれただけでは病原体がからだのなかに入りこむことはなくて、性行為や出産などを通じてうつる病気だよ。エボラ出血熱は、感染した人の血液などがほかの人の傷口などにふれることで感染するんだ。

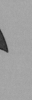

エボラ出血熱

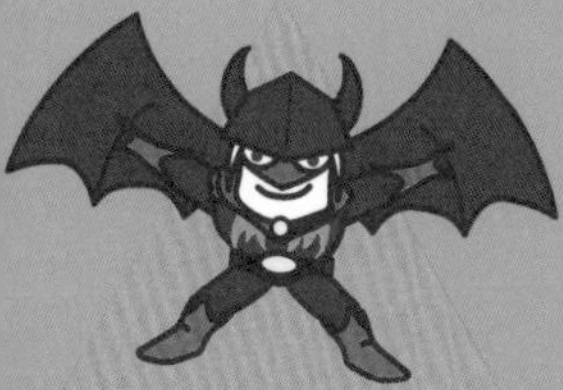

ポリオ
（急性灰白髄炎）

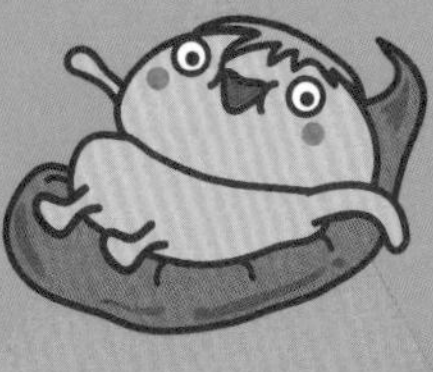

エイズ
（後天性免疫不全症候群）

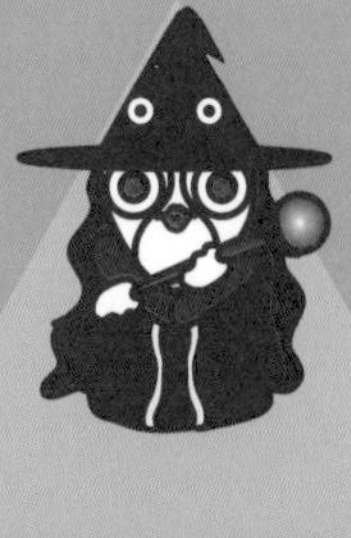

危険度

頭がとってもかゆくなる!
アタマジラミ

アタマジラミ

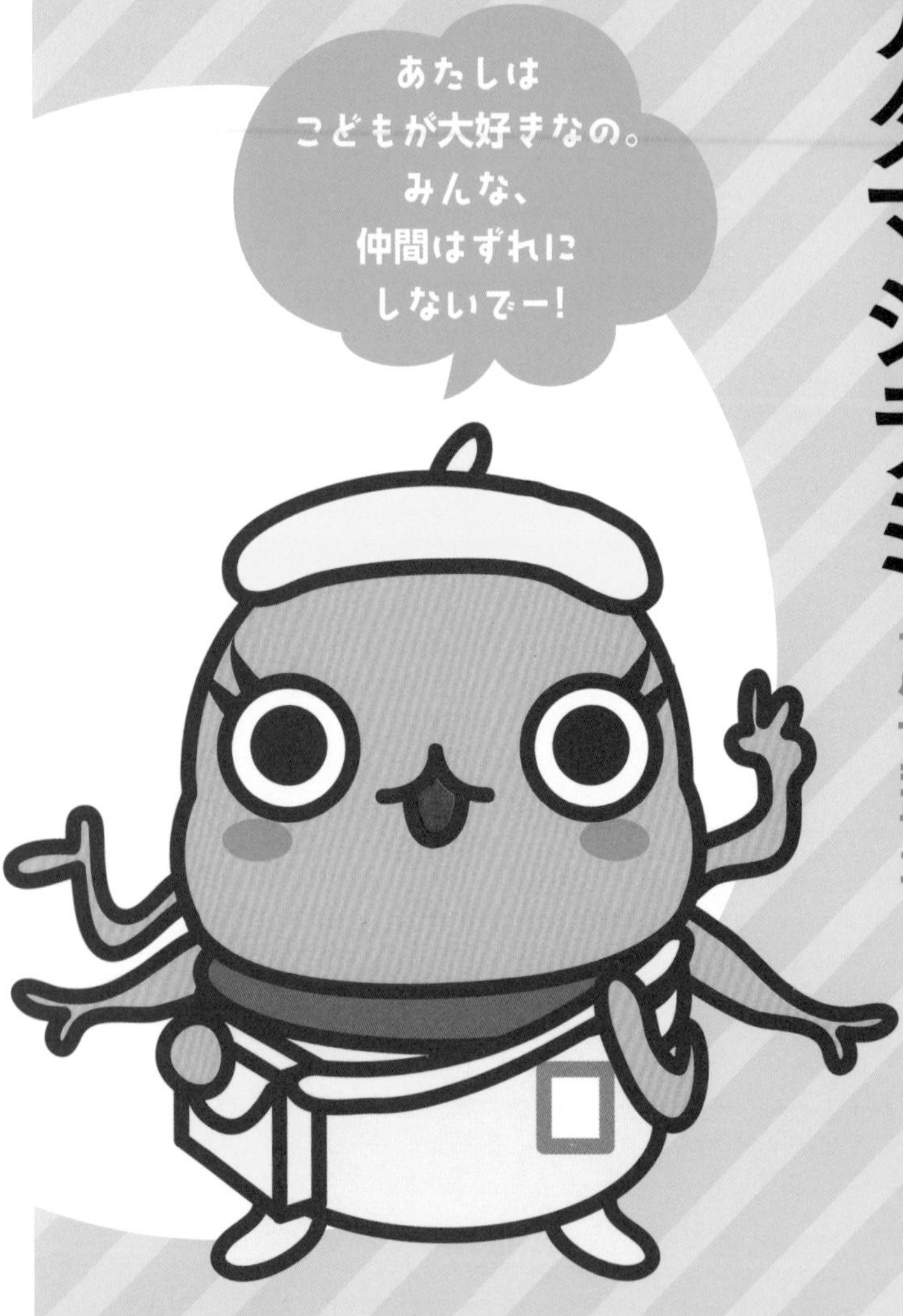
あたしは
こどもが大好きなの。
みんな、
仲間はずれに
しないでー!

潜伏期間	なし
ワクチン	なし
要注意年齢	12歳以下

おもな症状

多くは無症状、
血を吸われるとかゆみ

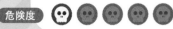

あたし自身も、あたしが頭に寄生しておこす病気も
「アタマジラミ」って呼ばれているのよ。

あたしを追い出す成分の入った
シャンプーがあるけど、大きらいよ!

こどもが大好きなあたしは、
幼稚園や保育所、小学校で広まりやすいの。

どんな病気?

あたしは名前のとおり、頭に寄生するシラミよ。ぼうしなどの衣類やベッド、いすの背もたれなどにいて、そこから人の頭にうつるの。**とくにこどもが大好きだから、保育所のお昼寝の時間なんかにこどもの頭が並んでいると、あちこちに移動しちゃうわ**。でも、あたしが髪の毛のなかにいても、**はじめはみんな気づかないことが多いのよ**。

じつは、あたしのごはんは血なの。だからみんなの頭の血を吸っちゃうんだけど、そうすると頭がかゆくなっちゃうみたい。かゆいからって頭をひっかくのは

おすすめしないわ。ひっかくと、その傷口から別の病原体が入りこんじゃうこともあるんだって。

いっておくけど、「アタマジラミ＝不潔」は大まちがいよ。あたしは清潔な頭にだってくっつくんだから！

どんな予防や治療があるの？

あたしは毎日卵を産んで、どんどん増えることができるのよ。フケみたいな白い卵からふ化した幼虫が成虫になって、**1か月で100個くらい卵を産むの。**すごいでしょ！

でも、そんなあたしのこと、みんなはきらいみたい。だって、**あたしをやっつけるパウダーを頭にふりかけたり、あたしを追い出す成分の入ったシャンプーを使ったりするん**だもん。それに、目の細かいくしで髪をていねいにとかして卵を取り除こうとすることもあるわ。まくらカバーやシーツを60度以上のお湯にひたして洗濯したり、ふとんを干してよくたたいたりして、わたしを追い出そうとすることもあるし……。

みんなと仲良くしたいけど、そんなことされたらあたしはとても生きていけないわ。だから、逃げ出しちゃうしかないのよね。

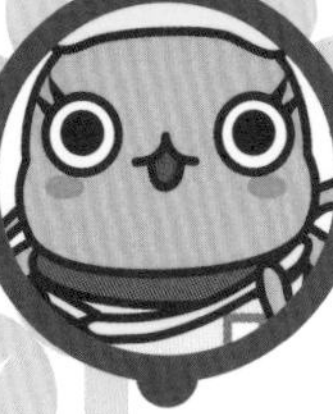

知りたい！感染症

アタマジラミとコロモジラミ

あたし、アタマジラミは頭にいるんだけど、コロモジラミは衣類にくっついているのよ。発疹チフスリケッチアっていう病原体をもっているコロモジラミが人の血を吸うと、発疹チフスっていう病気をおこすの。戦争や貧困などで不衛生になると大流行するみたいよ。

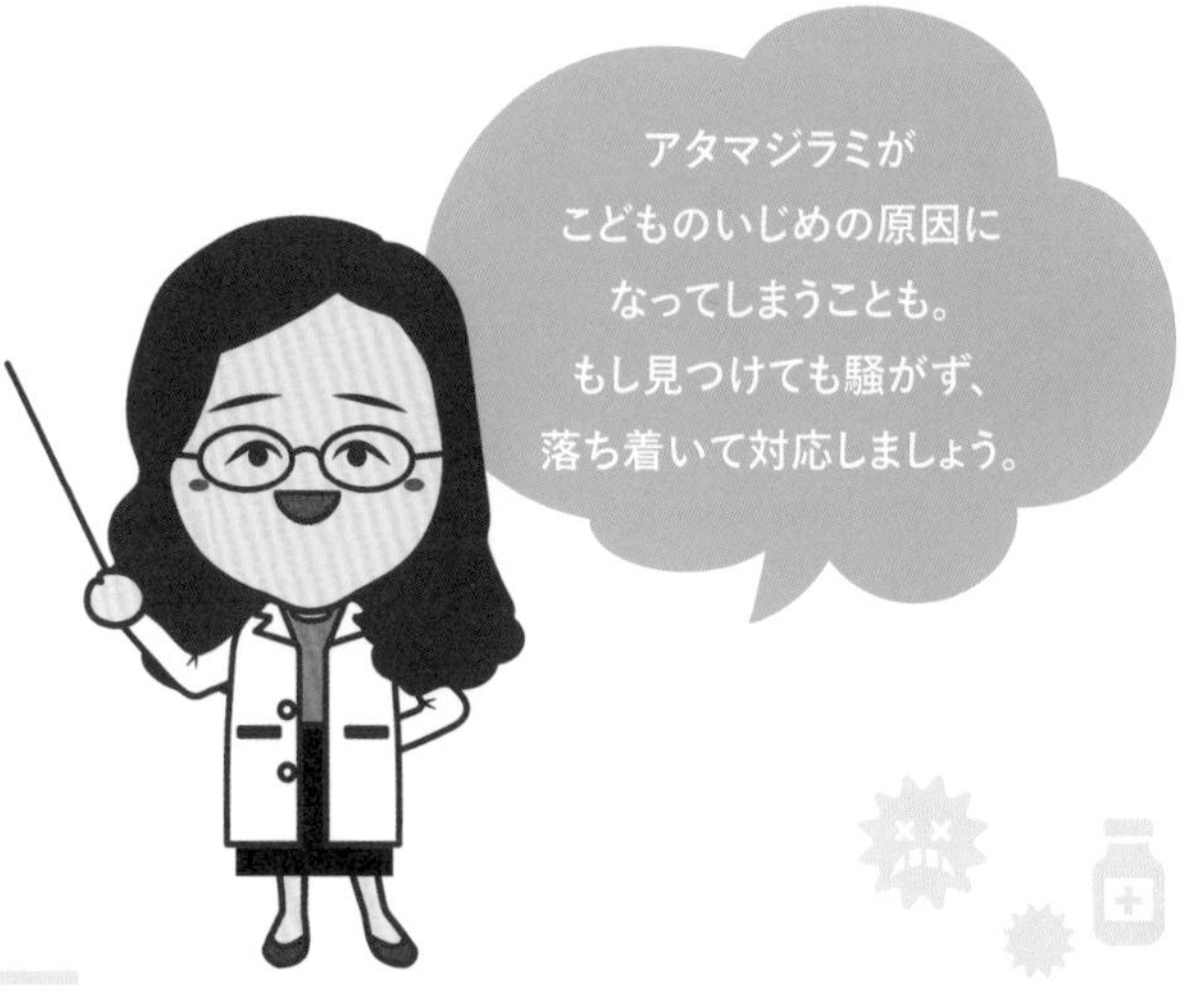
アタマジラミが
こどものいじめの原因に
なってしまうことも。
もし見つけても騒がず、
落ち着いて対応しましょう。

Infection Column

手足口病

口のなか・手・足などに発疹ができる!

コクサッキーウイルスなど

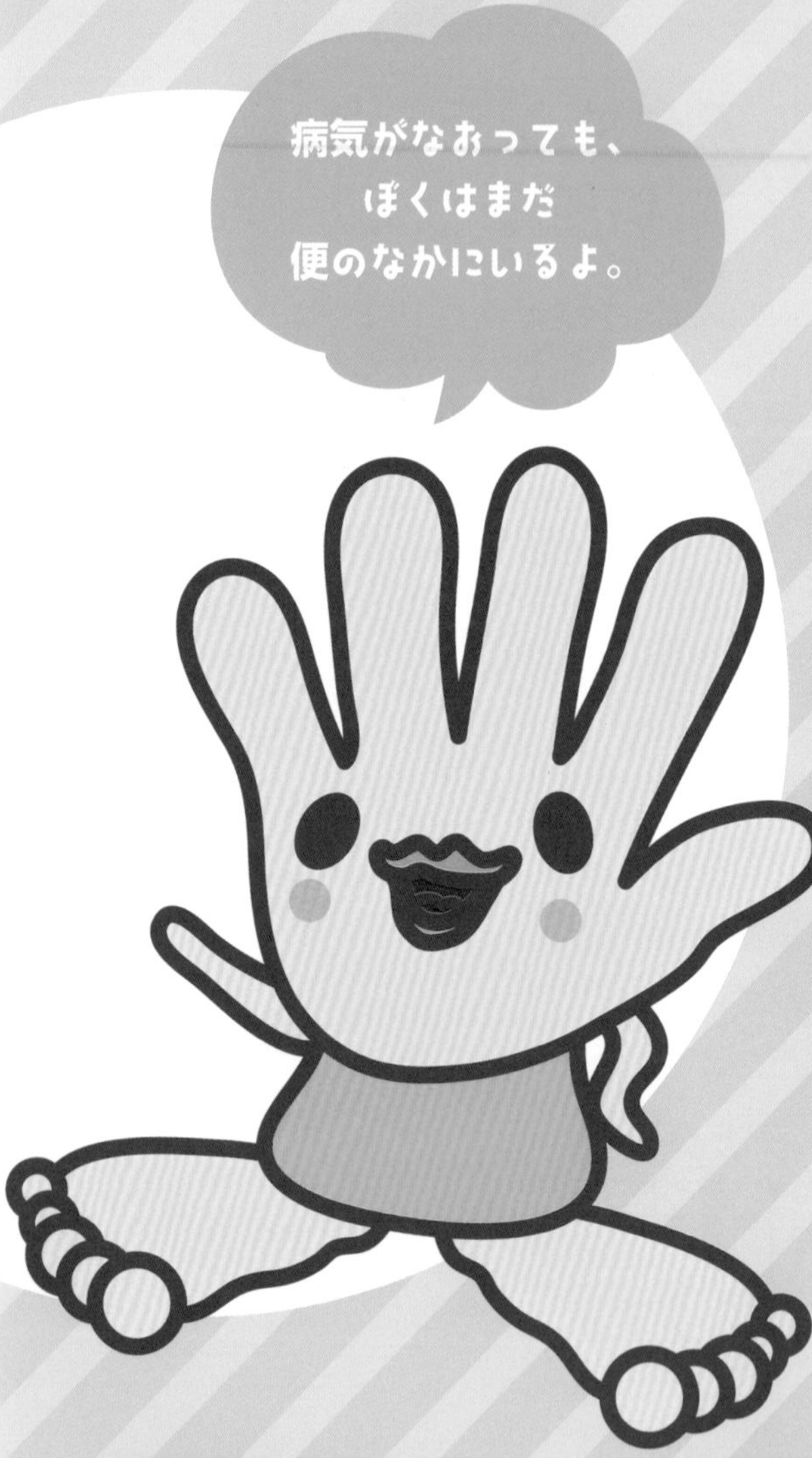
病気がなおっても、
ぼくはまだ
便のなかにいるよ。

潜伏期間	3〜6日
ワクチン	なし
要注意年齢	4歳以下

おもな症状

口のなか・手のひら・足のうらなどに水ぶくれのような発疹

手足口病は、ぼく、コクサッキーウイルスなどがおこす病気で、夏に流行するんだって。

たいていは自然になおるけど、口のなかや手足などに水ぶくれのような発疹ができるらしいよ。

ぼくは小さなこどもに感染しやすいみたいなんだよねー。

どんな病気?

みんなは手足口病って聞いたことあるかな? **名前のとおり、口のなかや手のひら、足のうらなどに、水ぶくれのような発疹ができる病気らしいよ。**発疹の大きさは2〜3ミリでピンク色。必ず手や足、口の全部に発疹ができるわけじゃないし、おしりやひざにできることもあるんだって。

じつはこの病気、ぼくが口や鼻から人のからだに入りこむことでおこるらしいんだ。ぼくはただ人のからだにいたかっただけだから、そんなこと全然知らなかったよー。

豆知識　口のなかに発疹があるときは、刺激の少ない食べものや飲みものがよい。

ぼくは小さなこどもに感染しやすいんだ。**とくに夏は学校などでたくさんのこどもにせきやくしゃみでうつることもあるよ。**

どんな予防や治療があるの？

手足口病の発疹は3～7日間で自然になおることが多いんだって。**でも、発疹が消えても、ぼくはからだからいなくなったわけじゃないんだ。じつはね、しばらくは便といっしょにからだの外に出ていっているんだよ。**だから、トイレのあとに手を洗わない人がいると、その人がぼくをまたいろんな人のところに運んでくれるというわけさ。いやあ、ぼくってラッキーだよねー。

ここだけの話だけど、逆にぼくにとって**アンラッキーなことといえば、幼稚園や保育所などで行われるおもちゃの消毒。**ぼくは小さなこどものよだれにも混ざっていてね。こどもの手からおもちゃにくっつくんだけど、どうやらそれがばれちゃっているみたい。消毒されると、せっかくの居場所がなくなって困っちゃうんだ。

あ、それから、みんながプールに入る前につかっている**腰洗槽なんかも、ぼくはとっても苦手**なんだよねー。

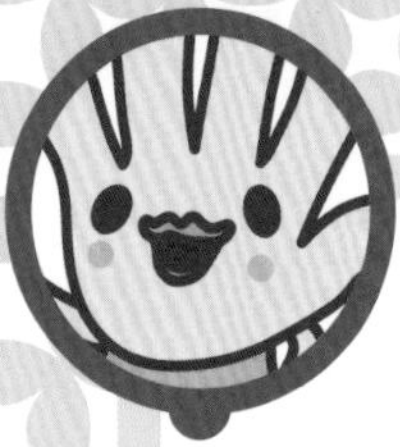

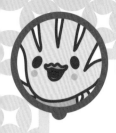

この病気にも注意!

ヘルパンギーナ

　手足口病をおこすのは、ぼく、コクサッキーウイルスのほかにエンテロウイルス（→ 74 ページ）がいるよ。夏に流行するから夏かぜ（→ 69 ページ）っていわれるけど、ぼくらがおこす夏かぜには、ヘルパンギーナっていう病気もあるんだ。感染するのはこどもが多くて、高熱が出て口のなかに水ぶくれができるんだって。

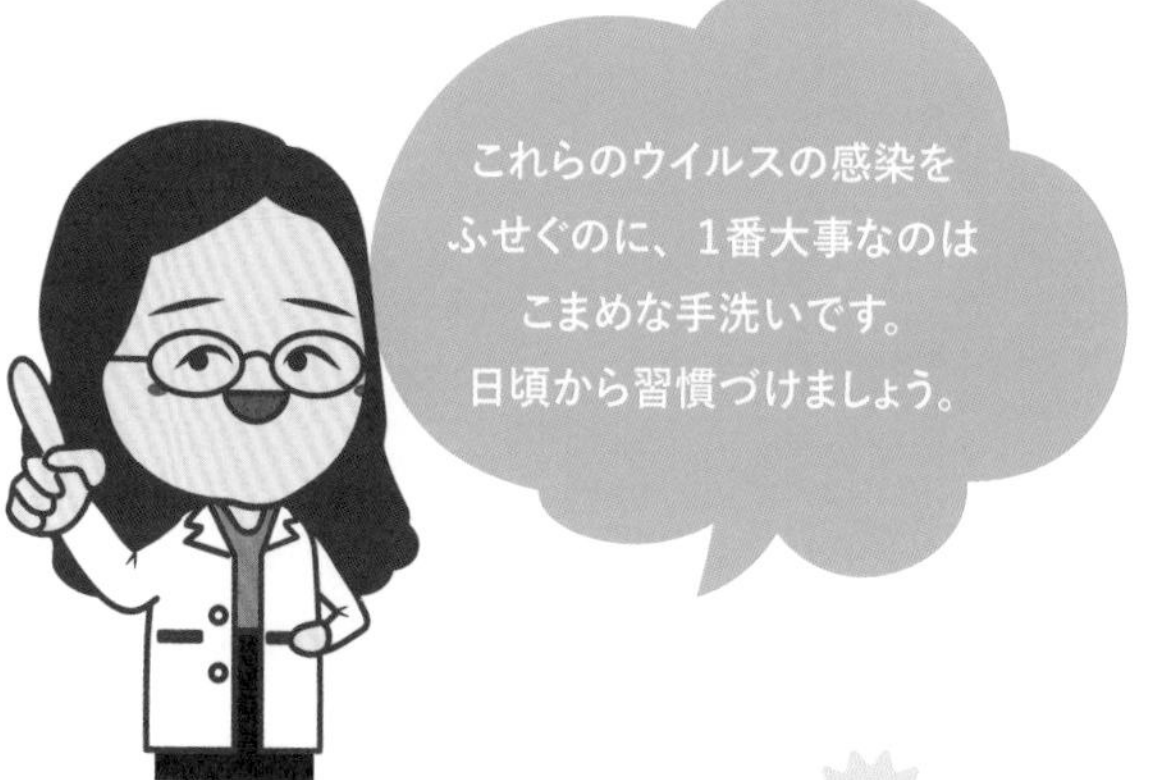
これらのウイルスの感染を
ふせぐのに、1番大事なのは
こまめな手洗いです。
日頃から習慣づけましょう。

プールでの感染でむかし大流行した！

プール熱

（咽《いん》頭《とう》結《けつ》膜《まく》熱《ねつ》）

アデノウイルス

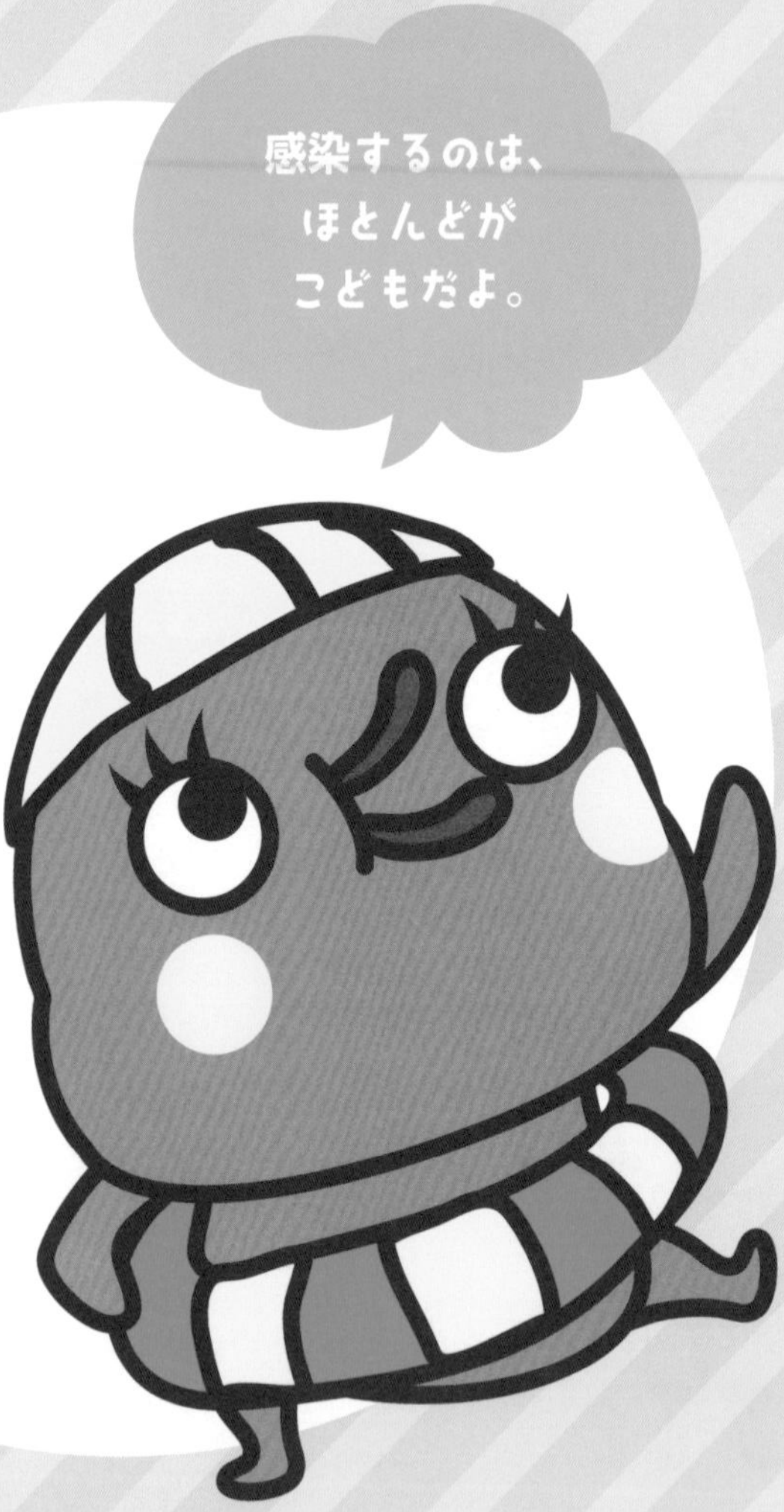

潜伏期間	5～7日 （最短2～最長14日）
ワクチン	なし
要注意年齢	12歳以下

おもな症状

高熱、扁桃腺のはれ・痛み、頭痛、食欲不振、だるさ、目の充血おいらはプール熱っていう病気をおこすんだ。
夏が大好きなおいらは、
7～8月になると活発になるよ。

プール熱は塩素消毒されていない、
学校のプールでむかし大流行したんだ。

塩素消毒されていないビニールプールには、
いまでもいることがあるよ。

どんな病気？

おいらはアデノウイルス。**せきやくしゃみなどのほかに、プールの水にまぎれて、人のからだに入りこむことがあるよ。**おいらに感染すると、高熱が出てのどにある扁桃腺がはれて痛くなるんだってさ。それから目が真っ赤に充血して、目やにや涙が出たり、首のリンパ節がはれたりすることもあるみたい。

プール熱って呼ばれるのは、むかしはプールでおいらに感染する人が多かったからだよ。ただ、いまのプールの水は塩素消毒されているから、おうちのビニールプールの水のほうがまぎれこみやすく

豆知識 プール熱の症状のうち、目の充血などは結膜炎と呼ばれる。

なったんだ。

もともと感染力が強いおいらだけど、6月ごろからとくに元気になって、7〜8月が1番活発になるよ。でもね、プール熱っていう名前だからって、夏にばかり気をつけているなら、おいらの思うつぼさ。なぜっておいらにかかる人は、冬にもいるんだからね。

どんな予防や治療があるの？

おいらは、からだに入りこんだ人の鼻水や目やに、便などのほかに、ドアノブなどその人がふれたものにくっついて、広がっていくよ。家のなかだと、ベッドのシーツやタオルなどにくっついて移動することが多いかな。だから、**家族全員が同じタオルを使ってくれたら、おいらにとってはありがたいよ。家のなかでどんどんうつることができるからね。**

感染しても症状が出ない人もいるから、そんな人は知らないうちにおいらをいろんなところに運んでくれるよ。おいらとしては楽ができて助かるんだけど、予防がむずかしい病気だっていわれる理由らしいよ。

おいらを直接やっつける薬はまだないから、プール熱になったら静かに寝ているしかないんだってさ。

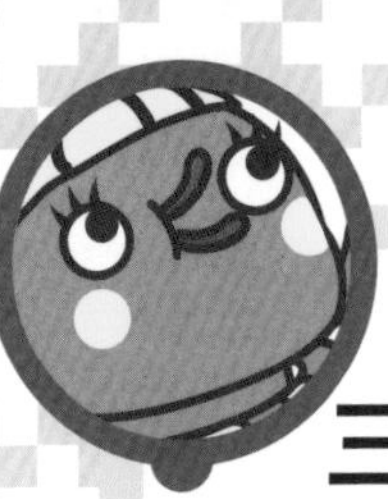

知りたい！ 感染症

三大夏かぜってなに？

プール熱、手足口病（→ 62 ページ）、ヘルパンギーナ（→ 65 ページ）は、こどもが夏にかかりやすい代表的な感染症で、三大夏かぜって呼ばれているよ。どれも自然になおることが多いし、かぜだからって油断しがちなんだけど、まれに症状が重くなることもあるんだ。あと、こどもからおとなにうつることもあるみたいだよ。

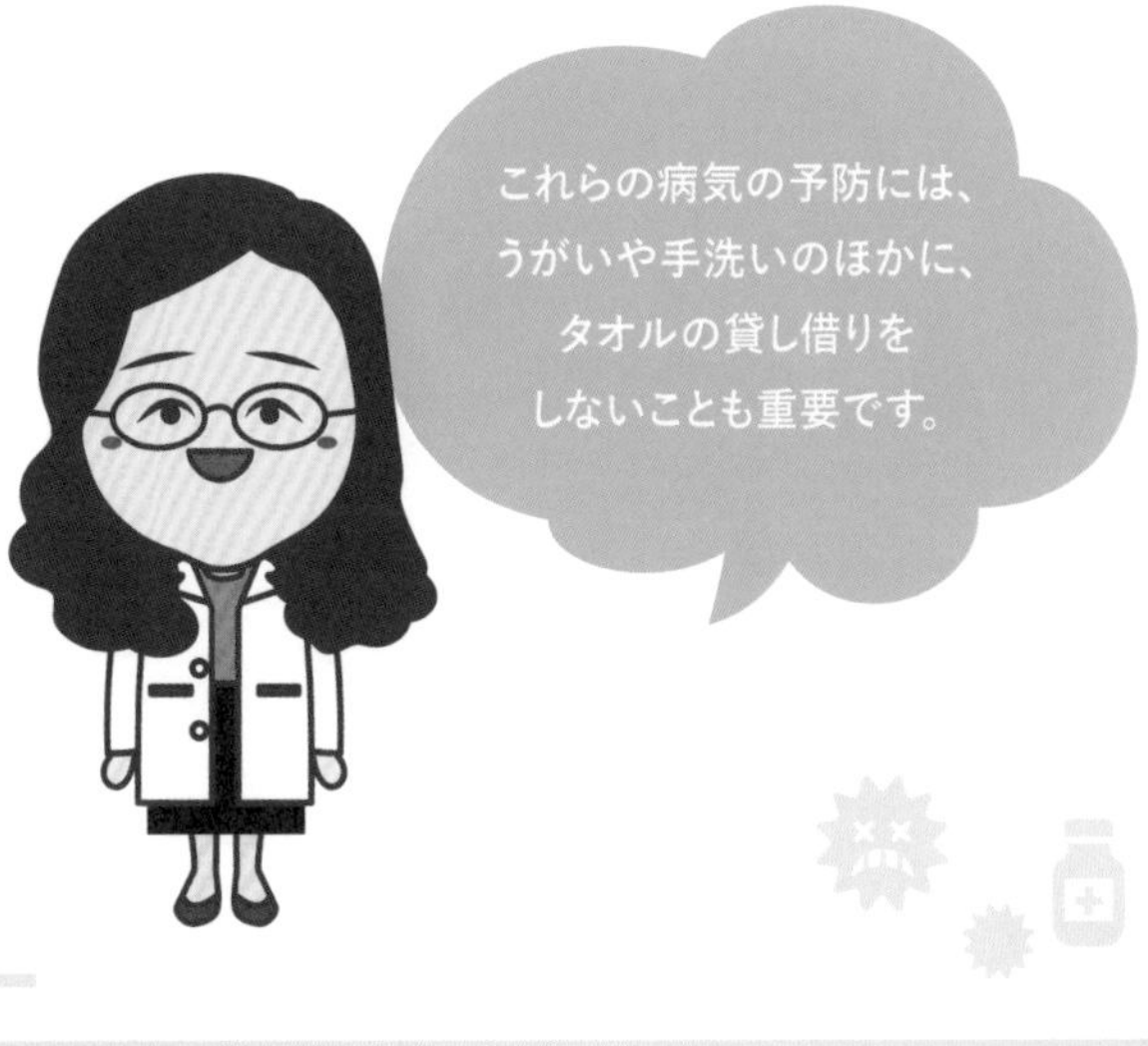
これらの病気の予防には、
うがいや手洗いのほかに、
タオルの貸し借りを
しないことも重要です。

危険度 ☠☠

飛び火のようにどんどん広がる！ とびひ（伝《でん》染《せん》性《せい》膿《のう》痂《か》疹《しん》）

黄色ブドウ球菌など

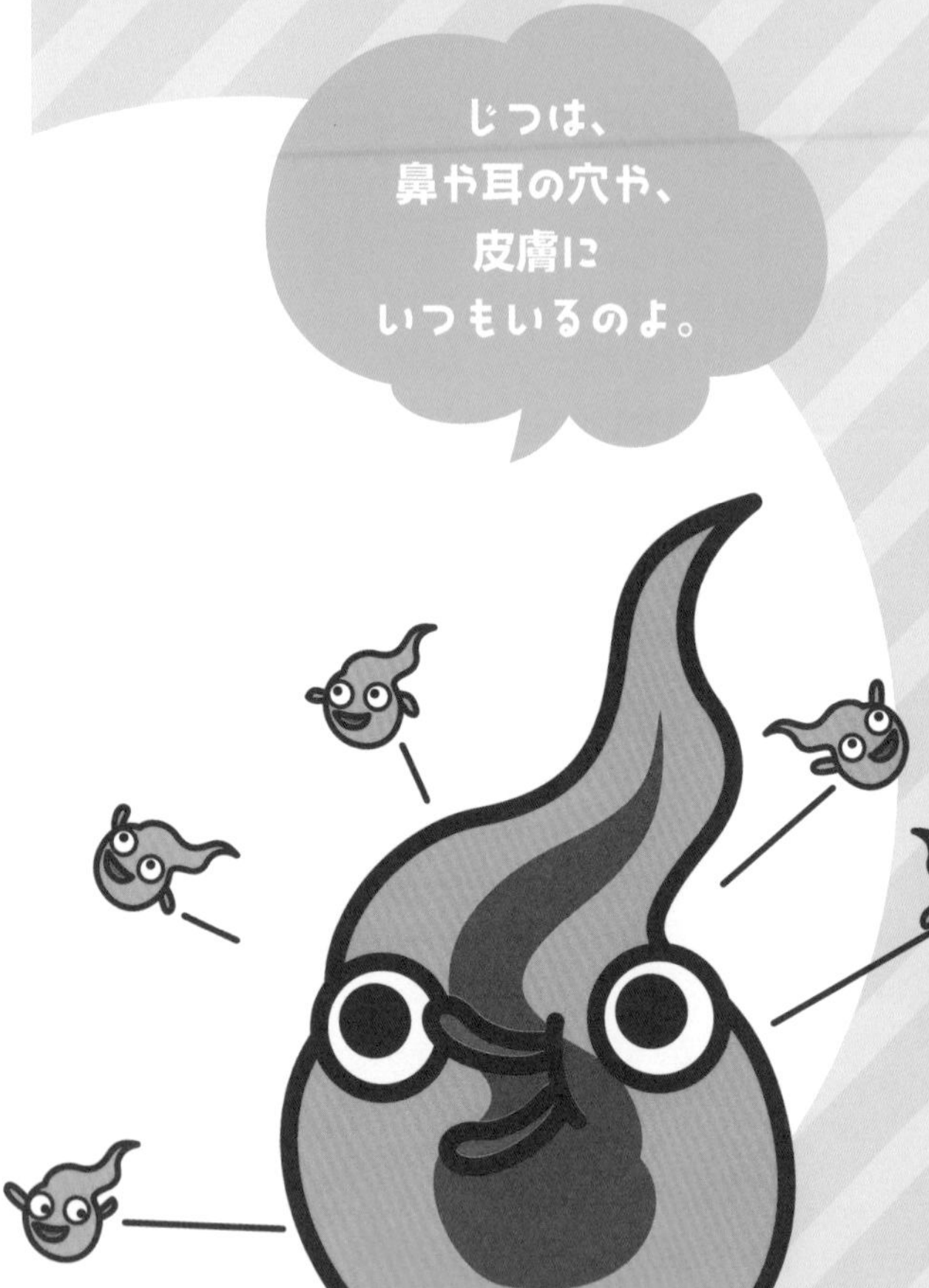

潜伏期間	2〜10日
ワクチン	なし
要注意年齢	こども

おもな症状

かゆみを伴う水ぶくれ・かさぶた

わたしたちはふだんから
人のからだにいるのよ。

傷口があるとそこからからだに入りこんで、
とびひをおこすの。

とびひは、虫さされやあせもなどができる、
夏に流行することが多いらしいのよね。

どんな病気？

わたしたちは、いつもみんなの鼻や耳の穴、皮膚にいるんだけど、ふだんはなーんにもしないの。ただじーっとしているだけ。でも、**皮膚に傷口があるとそこで増えて、かゆみのある水ぶくれやかさぶたをつくっちゃうのよね。**とくに夏は虫さされやあせもなどができるから、かいてできたひっかき傷から感染が広がることが多いらしいの。

水ぶくれやかさぶたがかゆくてひっかいた人の手にくっついて、わたしたちはあちこちに広がるわ。こうして、**広がる様子がまるで飛び散る火の粉、つまり「飛**

豆知識　ときどきA群溶血性レンサ球菌（→52ページ）がとびひの原因になることもある。

び火」のようだから、わたしたちがおこす病気は「とびひ」って呼ばれるようになったのよ。じつはね、わたしたちには伝染性膿痂疹っていう名前もあるんだ。でも、むずかしいからなかなかおぼえてもらえないのよね。

どんな予防や治療があるの？

　とびひにかかるのは、こどもが多いのよ。だってこどもは、虫さされやあせもなど、かゆいところがあるとすぐにボリボリとひっかくでしょ。それに、ひっかいてわたしたちがくっついた手であちこちさわることも多いんだもの。皮膚の傷口からからだのなかに入りこむわたしたちにとって、こどもは本当にありがたい存在なのよね。

　とくにわたしたちがいる鼻の穴をいじるこどもは大好きよ！　わたしたちを手にくっつけていろんなところに運んでくれるからね。

　とびひをきちんとなおすために、傷口をきれいに洗って消毒したあと、ガーゼなどでおおう人がいるみたい。もう、本当に困っちゃうわ！　だってそんなことされたら、わたしたちは傷口で増えることも、飛び火のように移動することもできなくなっちゃうんだから！

豆知識　皮膚に傷をつけないように、つめは日頃から切っておくことも予防の1つ。

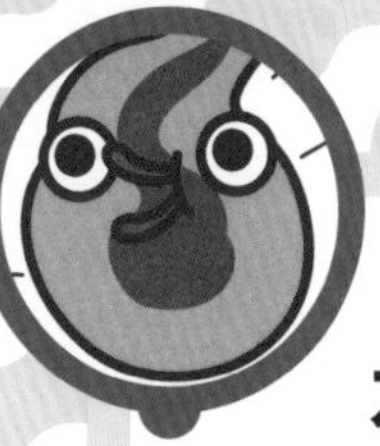

わたしたちの仲間

水いぼ（伝染性軟属腫《でんせんせいなんぞくしゅ》）

伝染性軟属腫ウイルス

伝染性軟属腫ウイルスに感染すると、皮膚に水ぶくれのような水いぼができるの。なにもしなくても自然になおるんだけど、水いぼをかいた手でさわると、自分のからだのほかの部分やほかの人に感染が広がるのよ。3歳くらいのこどもによくできるみたいね。

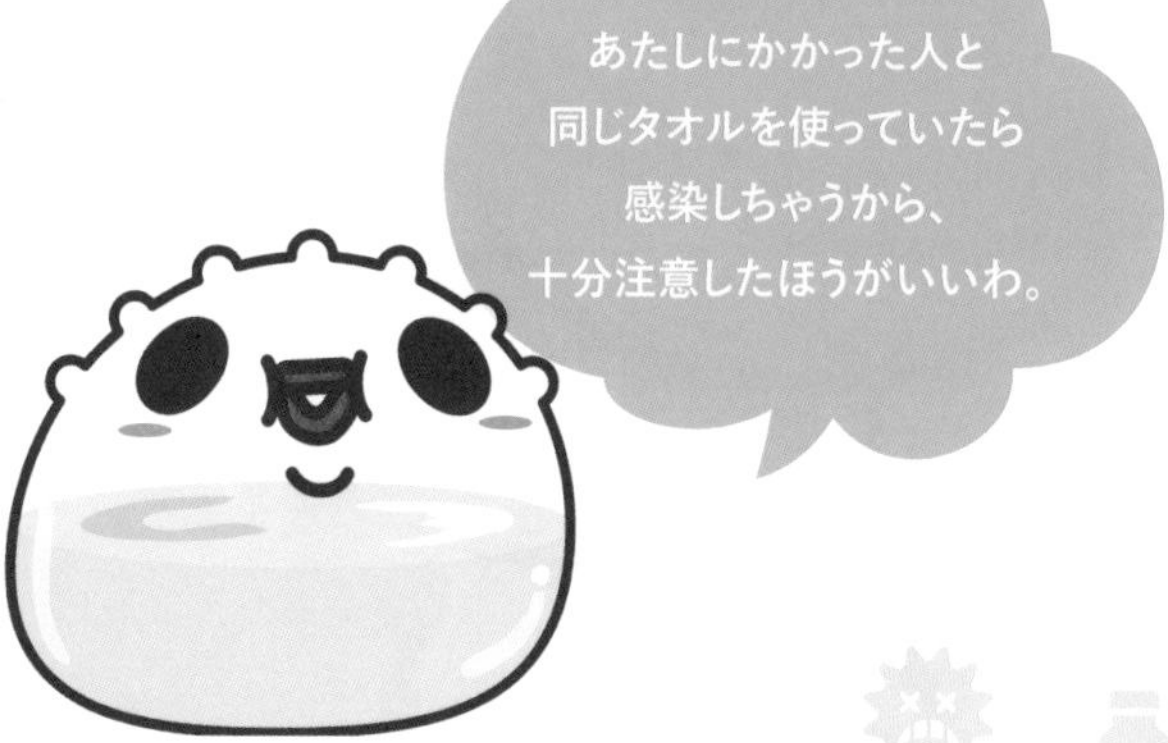
あたしにかかった人と
同じタオルを使っていたら
感染しちゃうから、
十分注意したほうがいいわ。

目がゴロゴロして充血する！

急性出血性結膜炎

エンテロウイルスなど

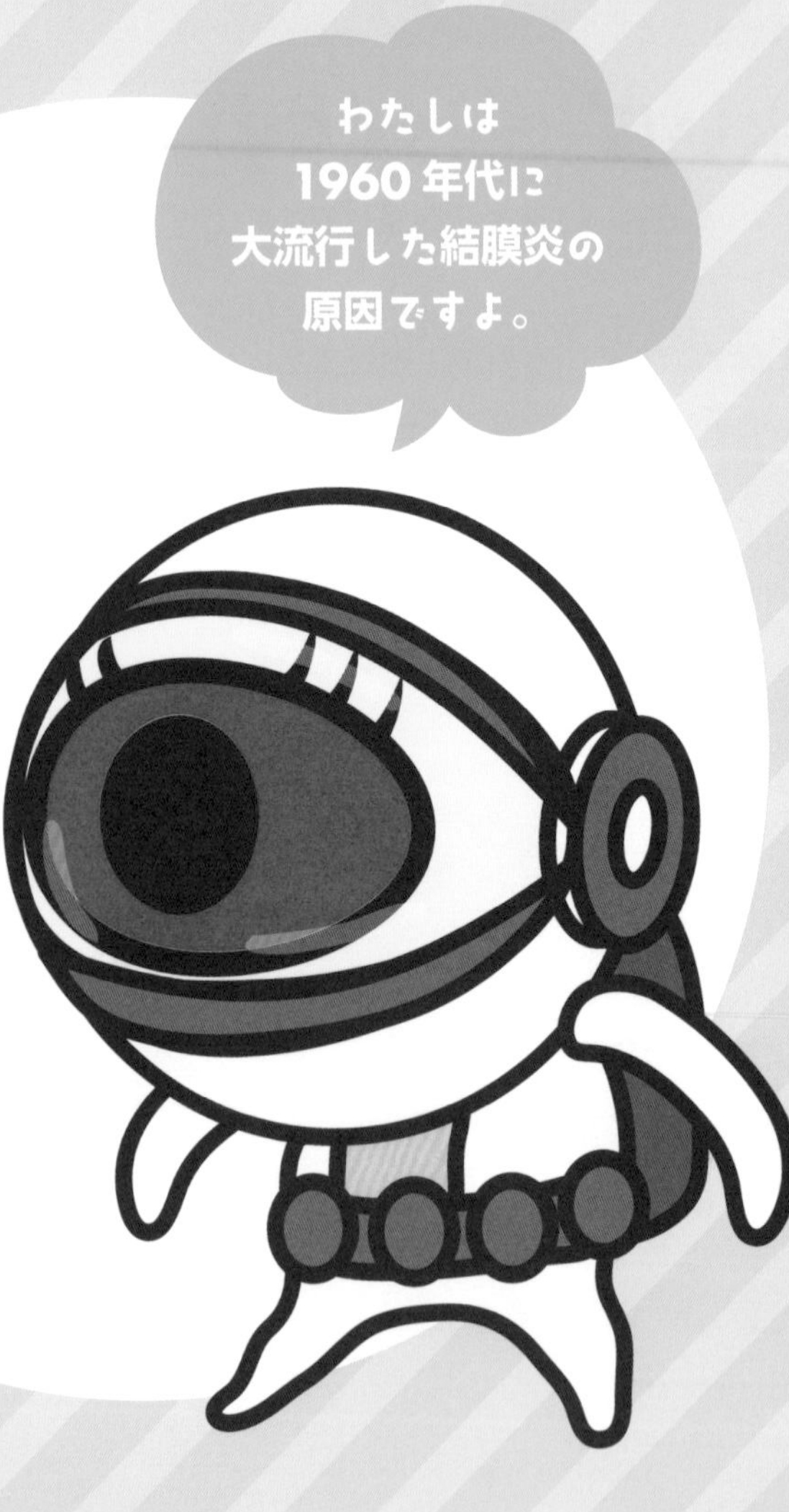
わたしは
1960年代に
大流行した結膜炎の
原因ですよ。

潜伏期間	1〜3日
ワクチン	なし
要注意年齢	すべての年齢層

おもな症状

目の痛み、ゴロゴロとした違和感、充血、出血、まぶたのはれ、目やに

わたしに感染した人は、
突然目が痛くなって、ゴロゴロとして、
充血や目やになどの症状が出るのです。

目をこすった手、タオルやハンカチにくっついて、
わたしは広まっていきますよ。

わたしに効く薬は残念ながらないのです。
かかりたくなければ、
きちんと予防することですね。

どんな病気？

わたしはエンテロウイルス。わたしが結膜に感染すると、人は急性出血性結膜炎をおこすのです。結膜というのは、まぶたのうら側と白目をおおっている膜のことです。

急性出血性結膜炎は、1960年代に爆発的に流行しました。**アポロ11号の月面着陸と同じ時期だったので、「アポロ病」とも呼ばれました。**また、それまで知られていなかった新しいタイプの結膜炎だったので、月から持ち帰った病原体が原因なのではないかと、うわさされたこともありました……。

豆知識　急性出血性結膜炎は、コクサッキーウイルス（→62ページ）が原因になることもある。

わたしに感染すると、人間は突然目の痛みをおこすんですよ。そして、目がゴロゴロして違和感をおぼえ、結膜の充血や出血などの症状が出るほか、光がとてもまぶしく感じるようになることもあるのです。

どんな予防や治療があるの？

わたしに感染して目やにや涙が出ると、みなさんは手で目をこすりたくなるでしょう。それはわたしにとって、非常にうれしいことです。その手にくっついて、わたしはほかの人に広まっていけるのですから。

たいへん残念でしょうが、みなさんはわたしを直接やっつける薬をもっていないのです。目の炎症をおさえる薬はあるようですが、安静にしているしかないのですよ。

　みなさんにできることといえば、ていねいに手を洗うこと、タオルやハンカチなどの貸し借りをしないこと、目やにや涙をふき取るときに、使い捨てのティッシュペーパーやペーパータオルを使うことくらいしかないのです。ふふふ、わたしはすごいでしょう。まあ、それだけ徹底してやられてしまうと、わたしは困ってしまうのですが……。

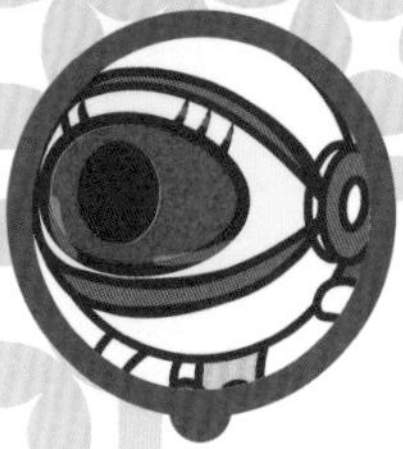

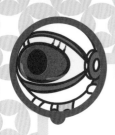

この病気にも注意!

流行性角結膜炎

わたしと同じように目の病気をおこすウイルスはほかにもいます。みなさんはアデノウイルスをご存知ですか？　かれが結膜に感染すると、流行性角結膜炎をおこすのです。幼稚園や学校で大流行することがあるので、「はやり目」とも呼ばれるようですよ。

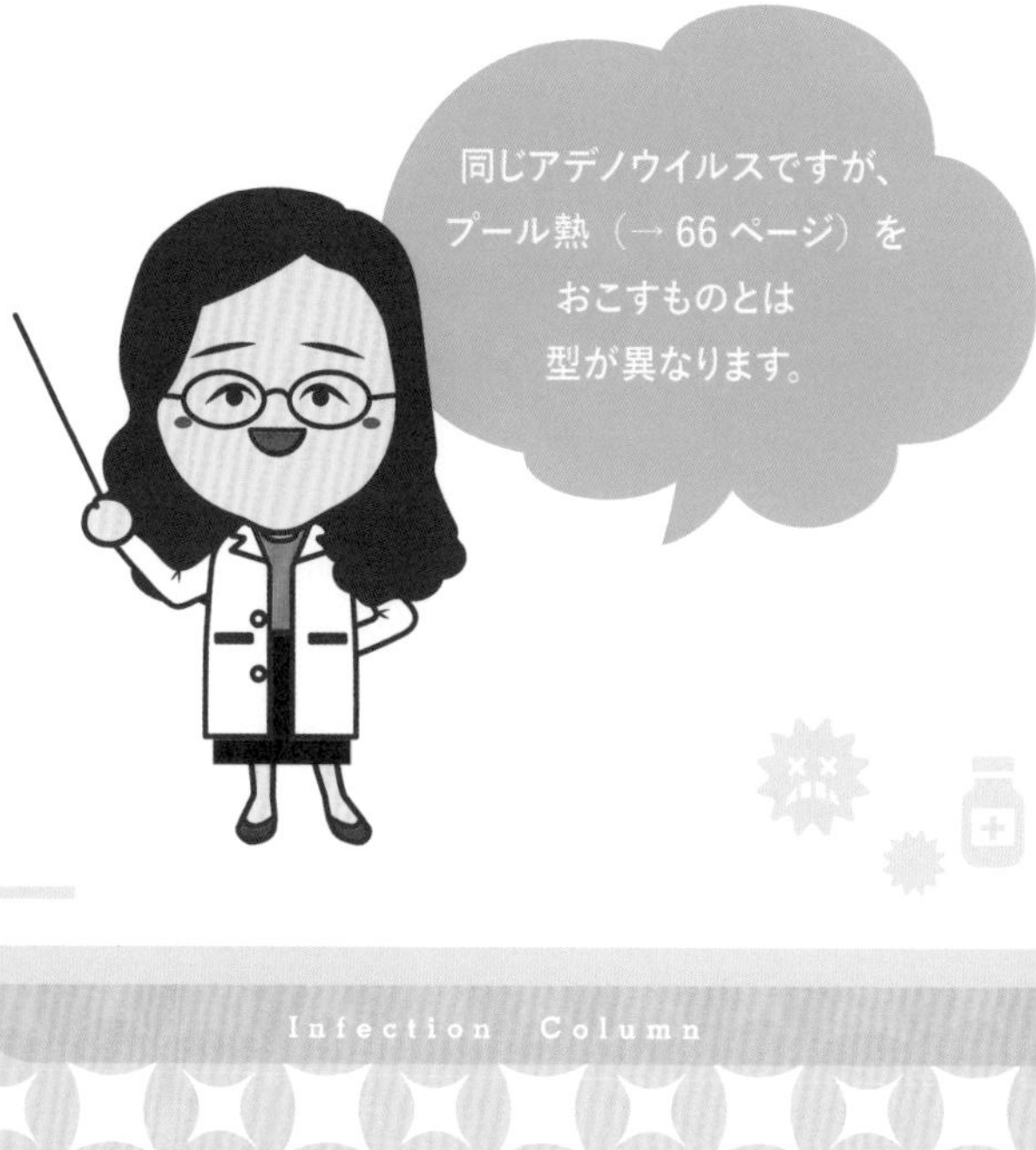
同じアデノウイルスですが、
プール熱（→ 66 ページ）を
おこすものとは
型が異なります。

免疫力が低下して日和見《ひよりみ》感染症をおこす！

エイズ（後天性免疫不全症候群）

HIV（ヒト免疫不全ウイルス）

じつは、いま
日本でも感染する人が
増えているのさ。

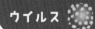

潜伏期間	数年～10年
ワクチン	なし
要注意年齢	10～60代

おもな症状

日和見感染症、
悪性リンパ腫などのがん

わたしは免疫のはたらきを弱らせるんだ。
そしてエイズを発症させるのさ。

潜伏期間が長いから、感染しても
しばらくは気づかれないことが多いんだよ。

母子感染もあるが、
性行為による感染が1番多いようだねぇ。

どんな病気？

わたしはＨＩＶと呼ばれることが多いんだが、正式な名前はヒト免疫不全ウイルスというんだよ。この「免疫不全」ってどういうことかわかるかい？ **わたしは、さまざまな病気からからだを守る免疫にとって、重要な役割を果たしている細胞をこわすことができるのさ。** そうすると、免疫が不全、つまり完全にははたらけない状態になるってわけ。

それはとーってもこわいことなのさ。**なぜって、からだを守るはたらきが弱まれば、ふだんはあまり心配のいらない病気でも、感染したり症状が重くなったり**

するからねぇ。これが日和見感染症といって、エイズのおもな症状なんだよ。

むかしは輸血や注射による血液感染があったし、**いまでも出産や母乳による母子感染があるが、性行為による感染が1番多いのさ。**

どんな予防や治療があるの？

わたしを完全にやっつけられる薬はまだないのさ。でも、血液検査をして感染していることを早い時期に発見できれば、わたしがからだのなかで増えるのを薬でおさえることができるらしいんだよ。そうなると、エイズはかつていわれたような死の病ではないってことになるのかもしれないねぇ。

しかし!!　わたしを早い時期に見つけることができるのかい？　**日本ではわたしに感染する人が増えているのに、いまだにエイズは海外の病気だと思っている人がいるようじゃないか。**そんな人間たちには、わたしを見つけることなんてできるはずがないのさ。なんせわたしは、人に感染してもすぐには症状があらわれないからね。**きちんと検査を受けるほかに早い時期に発見することなんてできないのさ。**

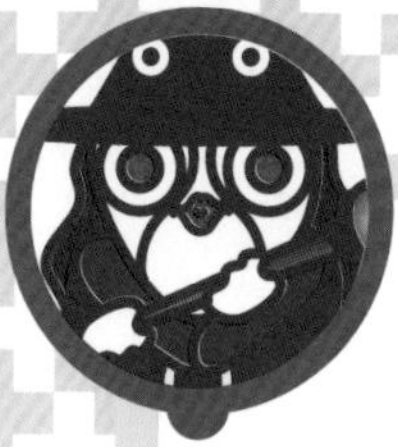

知りたい！感染症

治療がむずかしい日和見感染症

健康な人では発症しないけれど、免疫力が落ちたときに発症する感染症のことを、日和見感染症というのさ。原因となる病原体は身のまわりにたくさんいるし、薬が効かない場合も多いから、発症してしまうと治療がむずかしいらしいねぇ。

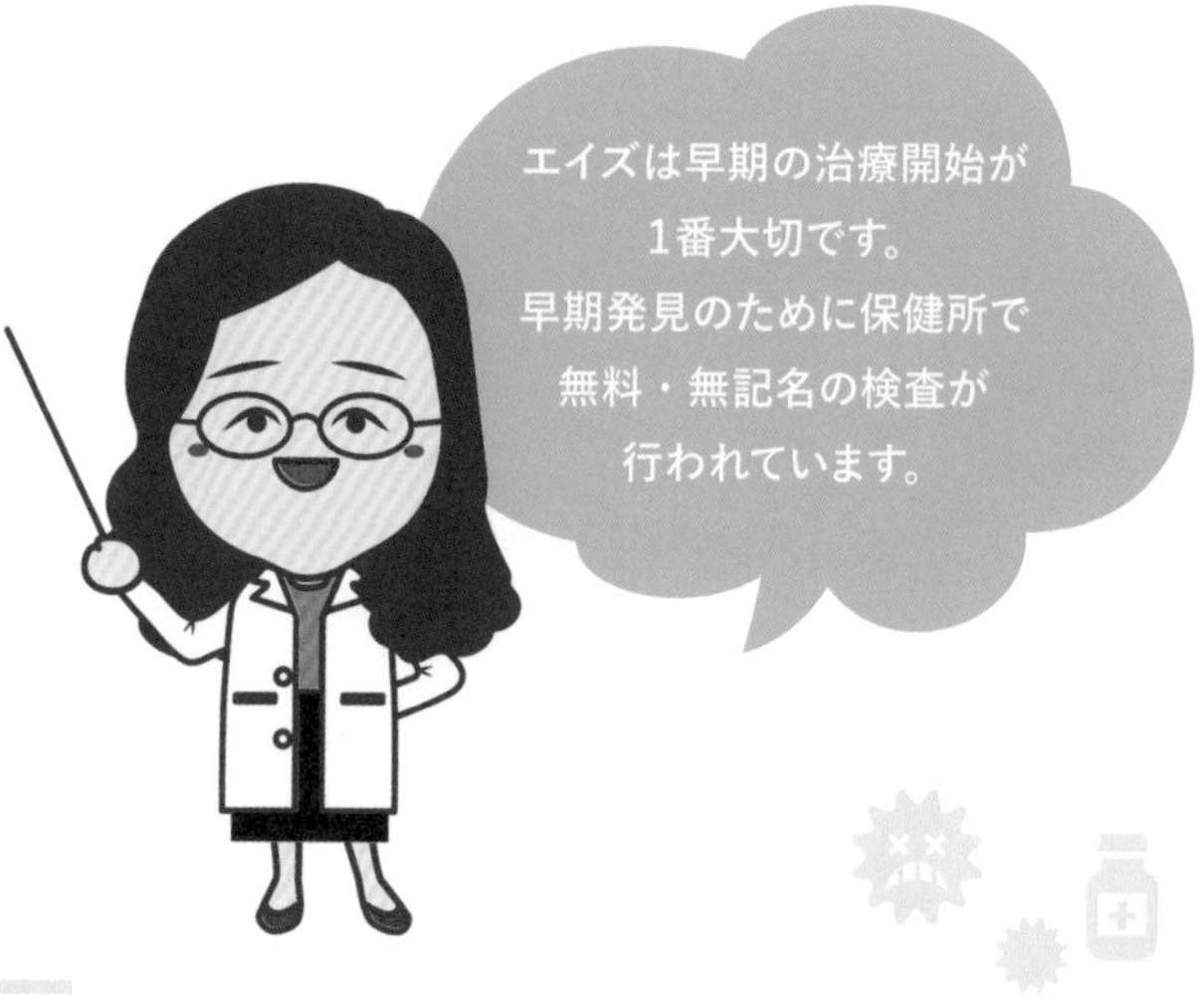
エイズは早期の治療開始が
1番大切です。
早期発見のために保健所で
無料・無記名の検査が
行われています。

Infection Column

危険度 ●●●●○

ポリオ（急《きゅう》性《せい》灰《かい》白《はく》髄《ずい》炎《えん》）

まれに手足にまひが残ることも！

ポリオウイルス

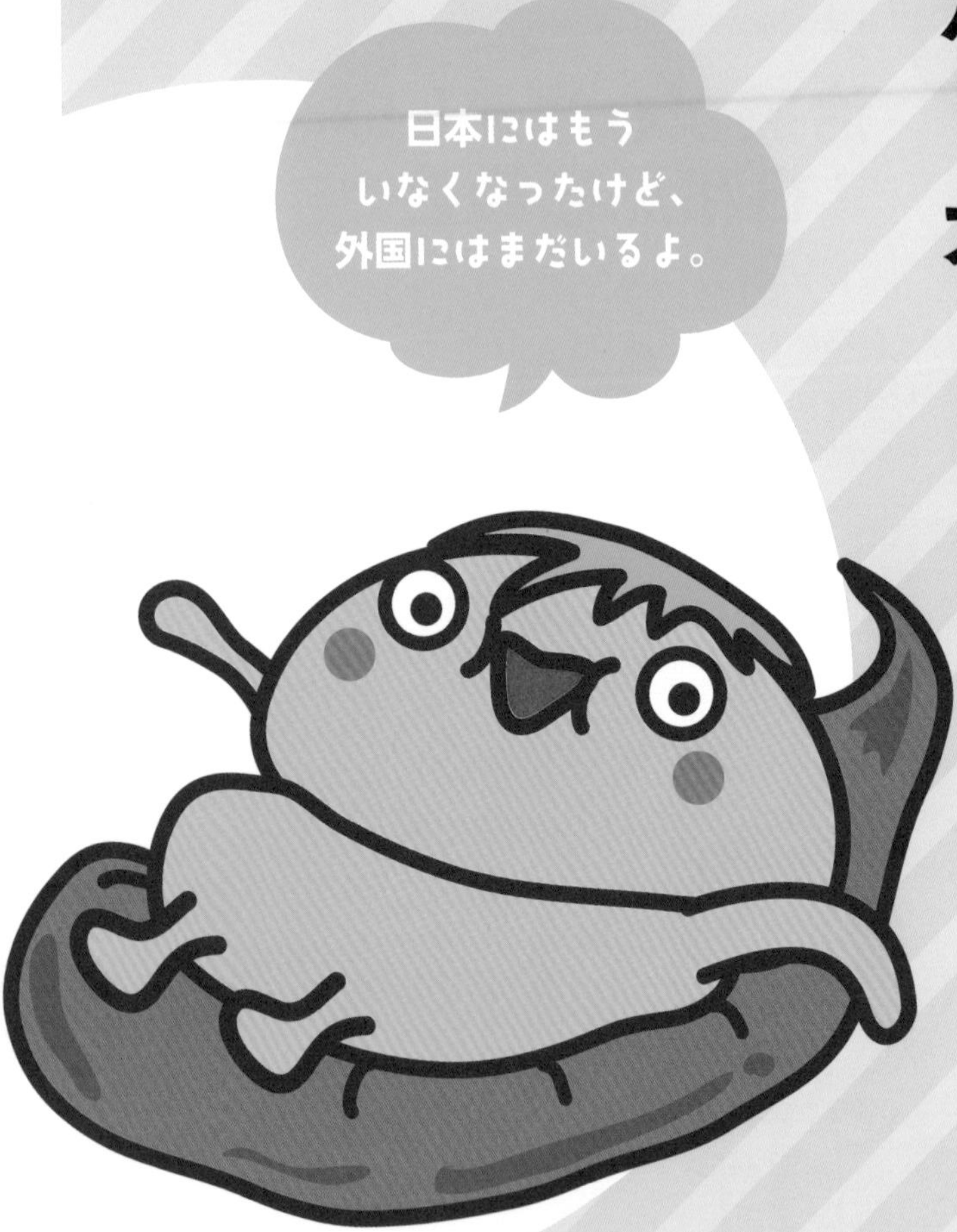
日本にはもう
いなくなったけど、
外国にはまだいるよ。

潜伏期間	4～35日（平均15日）
ワクチン	ポリオワクチン
要注意地域	アフリカ、東南アジア

おもな症状

多くは無症状、鼻炎・咽頭炎・胃腸炎など軽いかぜのような症状、まれに手足のまひ

ぼくが口から人のからだのなかに入りこむと、
ポリオという病気になるみたい。

赤ちゃんや小さなこどもがかかりやすいけど、
ワクチンを接種したこどもには近づかないよ。

日本では赤ちゃんのころから合計4回、
予防ワクチンをうっているらしいよ。

どんな病気？

ぼくは人にしか感染しないウイルスだよ。**口から人のからだのなかに入って、腸のなかで増えて、便に混ざってからだの外へ出るんだ。**そして、便にさわった人の手などにくっついて移動して、ぼくはまたほかの人の口からからだのなかに入りこむんだよ。

ぼくに感染してポリオになると、**軽いかぜのような症状が出る人もいるみたいだけど、たいていの人は病気としての症状は出なくて、知らない間に免疫ができちゃうんだって。**

でも、ごくまれにだけど、ぼくが脊髄

のなかに入りこむと手や足にまひがあらわれて、そのまひが一生なおらないことがあるみたいなんだ。なかには、呼吸困難で亡くなってしまう人もいるらしい。ぼくのせいで、まさかそんなことになるなんてショックだよ……。

どんな予防や治療があるの?

　ポリオになってからぼくをやっつける治療法はないんだ。でも、ポリオを予防するためのワクチンはどうやらあるみたいだよ。**日本では、生後3～12か月の間に3回、そのあとにもう1回、合計4回ワクチンをうっているんだって。**……いま話してて気がついたけど、このワクチンのせいで、ぼくは日本にいづらくなっちゃったんだね。

　ワクチンが普及したこともあって、日本では1980年からポリオにかかった人はいないんだ。でもね、海外にはいまもぼくがいて、ポリオが流行している地域もあるよ。日本からその地域に来た人にくっついて、また日本へ行ってみたいな。えへへ、ぼくはあきらめが悪いんだよ! うーん、でも、日本ではほとんどの人がぼくに対する免疫をもっているから、むずかしいかな?

豆知識　日本で感染する人が出なくなっても、海外からウイルスが入ってきたときのためにワクチンは欠かせない。

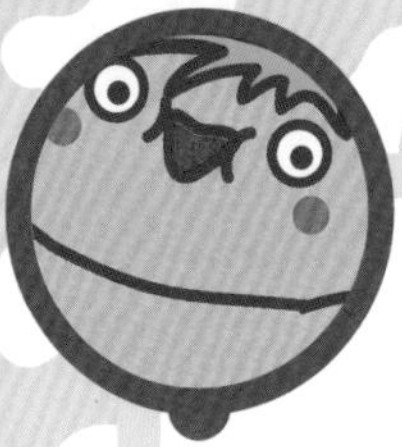

ぼくの仲間

ジフテリア

ジフテリア菌

　ジフテリアは、のどに偽膜っていう白い膜ができるのが特徴なんだ。そして、ジフテリア菌が出す毒素によって心臓や神経などがおかされて、亡くなる危険性が高い病気だよ。でも、日本ではワクチンが使われているから、ほとんど感染する人がいなくなったんだって。

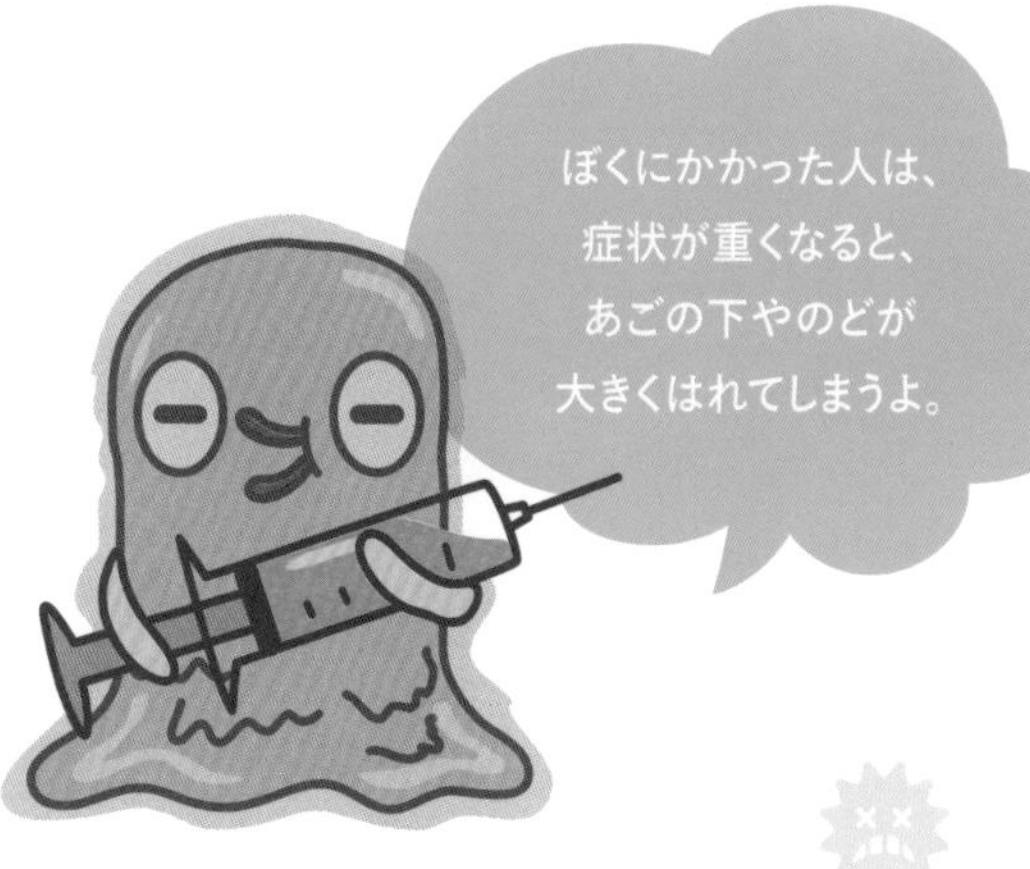
ぼくにかかった人は、
症状が重くなると、
あごの下やのどが
大きくはれてしまうよ。

Infection Column

危険度

ウイルス

エボラ出血熱

エボラウイルス

亡くなる危険性30〜90パーセント！

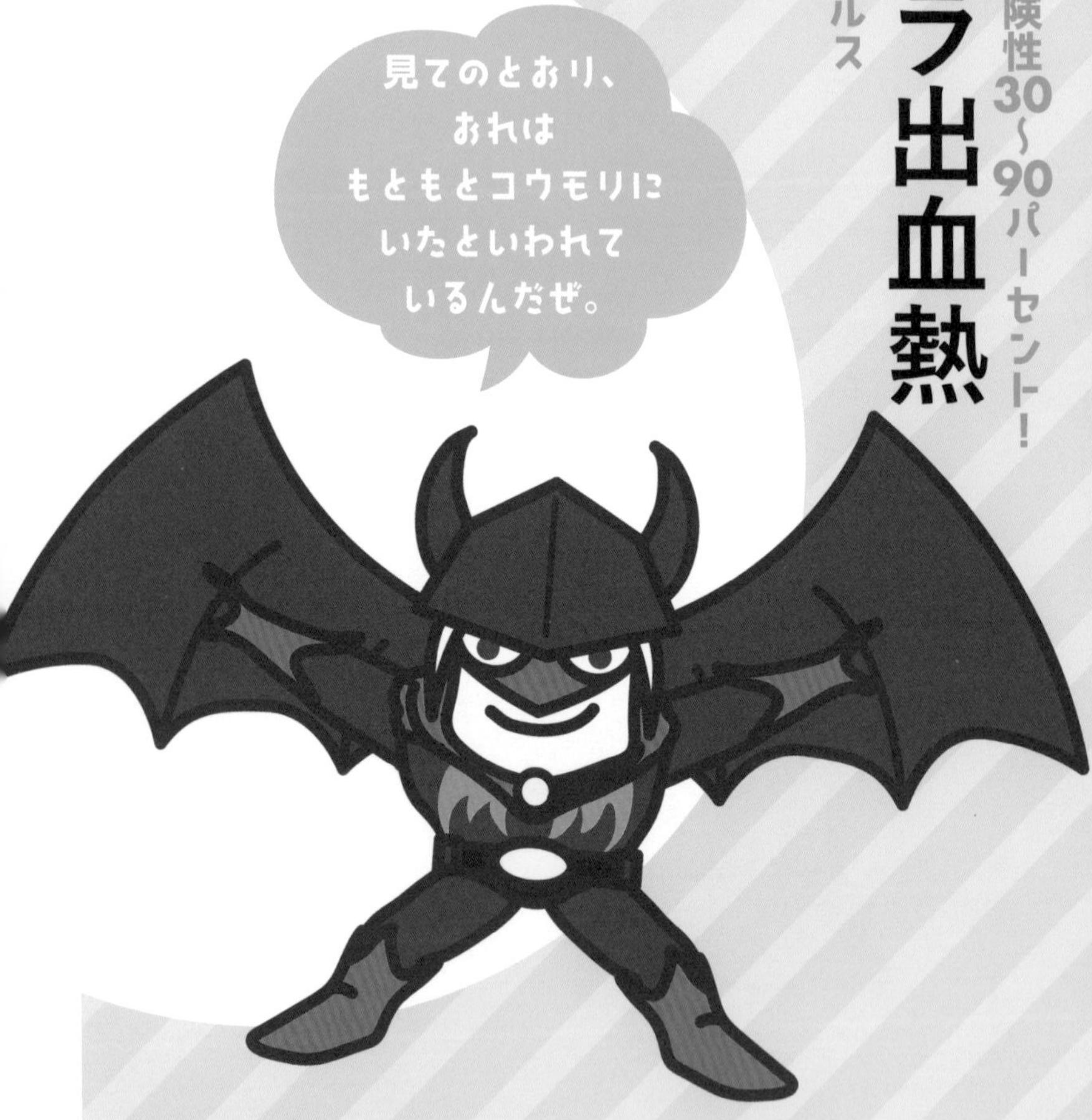
見てのとおり、
おれは
もともとコウモリに
いたといわれて
いるんだぜ。

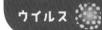

潜伏期間	7〜10日 （最短2〜最長21日）
ワクチン	なし
要注意地域	アフリカ

おもな症状

発熱、頭痛、嘔吐、下痢、
筋肉痛、全身の出血

エボラ出血熱というとてもこわい病気の原因は、
このおれなのさ。

おれがからだに入りこんだ人の血液などに
直接ふれると傷口などから感染するぞ。

開発は進められているらしいが、
おれに対するワクチンや薬はまだないんだ。

どんな病気？

おれはエボラウイルス。**1976年に発見された、わりと新しいウイルスさ。**もともとはコウモリにひそんでいたと考えられているんだ。

おれがからだのなかに入りこむと、人は急に熱を出し、ひどい頭痛、嘔吐や下痢がはじまるんだ。そのあとに、鼻や歯ぐきなどから出血することも多いんだぞ。**エボラ出血熱にかかった人の3～9割は亡くなるんだが、その原因の多くは出血ではなく、激しい下痢や嘔吐によって脱水症状をおこすことなのさ。**

おれは感染した人の血液や汗、唾液、

豆知識	2014年には西アフリカのギニアで大流行して、となりの国ぐにへと広がって、1万人以上が亡くなった。

嘔吐物、排泄物にひそんでいて、それにふれた人の傷口や粘膜からからだに入るのさ。**だから、感染した人の家族や、治療した医者や看護師にうつることがとても多いんだ。**

どんな予防や治療があるの？

人間はどうやらおれのことを、すごくおそれているようだ。**おれに対するワクチンや、おれをやっつけるための薬の研究が進んでいるらしいが、どうやらまだできていないらしいな。**だから、おれに感染した人は、いまのところ症状をやわらげるくらいしか治療法がないんだ。

世界的にこれほど大騒ぎになると、さすがにおれも責任を感じるから、少し予防のヒントをいっておくぜ。**まず、エボラ出血熱になるのがこわかったら、とにかくおれに感染した人に決して近づかないことだな。**

あと、**エボラ出血熱が流行した地域に旅行に出かけるときは、野生動物に直接ふれないほうが身のためだぞ。**なぜかといえばそれは、おれはコウモリだけじゃなくてサルなどの野生動物に感染して、そこから人にうつったんじゃないかって考えられているからさ。

おれの仲間

クリミア・コンゴ出血熱

クリミア・コンゴ出血熱ウイルス

クリミア・コンゴ出血熱は、おれがおこすエボラ出血熱と同じような症状の病気で、病原体はクリミア・コンゴ出血熱ウイルスさ。ウシやヒツジなどの大きい動物に寄生するダニから人に感染するぞ。ワクチンも薬もまだないし、病気の進行が早くて亡くなる危険性がとても高いんだ。

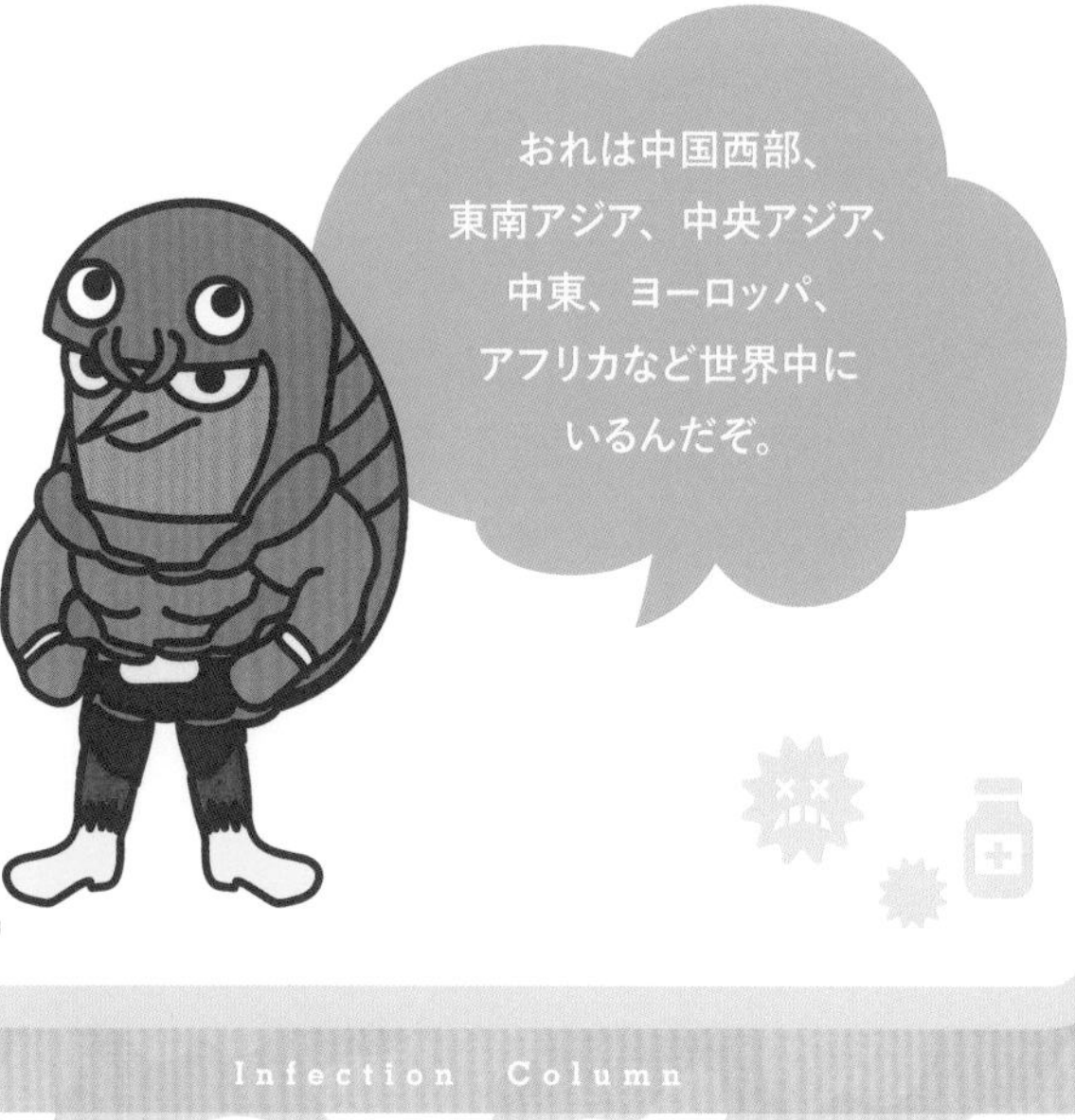
おれは中国西部、
東南アジア、中央アジア、
中東、ヨーロッパ、
アフリカなど世界中に
いるんだぞ。

Infection Column

第3章

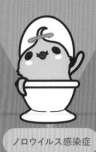

おもに

食べものや飲みものからうつる感染症

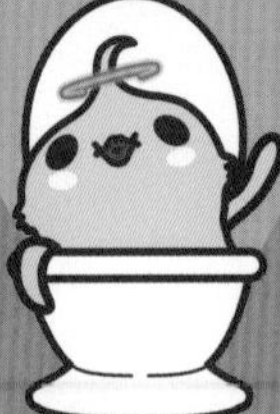

ノロウイルス感染症

ぼくたち、食べものや飲みものからうつる感染症の病原体は、食中毒って呼ばれる病気をおこすんだ。食べものや飲みものなどといっしょに、口から人のからだに入りこんで、腹痛や下痢、嘔吐などで、みんなを困らせちゃうのさ。ぼくたちがおこす感染症には、ノロウイルス感染症、腸管出血性大腸菌感染症、サルモネラ感染症、コレラなどがあるよ。

むかしは、井戸水や川の水にひそんで大流行をおこすことができたんだけど、いまではそんなことはほとんどできなくなっちゃったよ。なぜって、身近

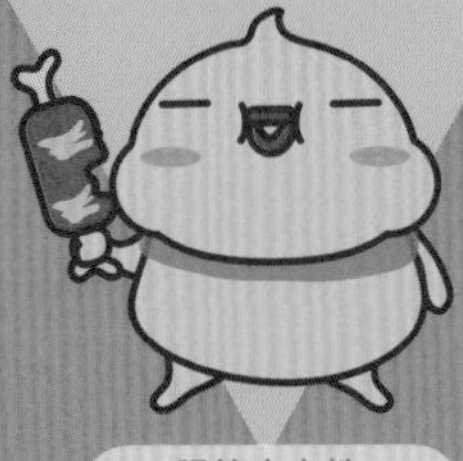

腸管出血性
大腸菌感染症

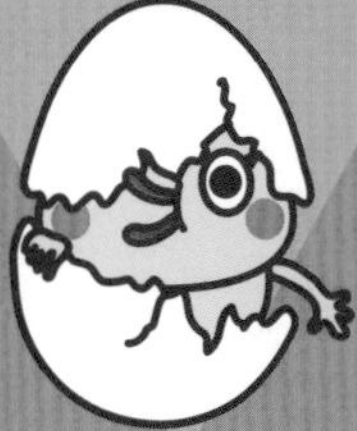

サルモネラ感染症

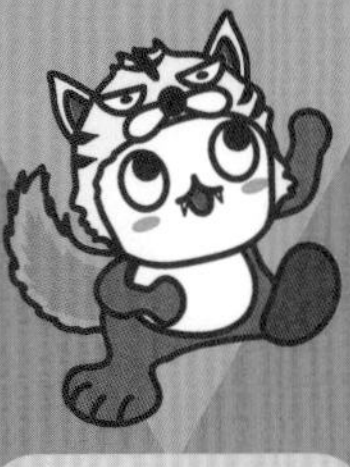

コレラ

にある水道の蛇口をひねれば消毒された水が出てくるのに、わざわざ井戸水や川の水を使おうって人はいないでしょ？

でも、あまりよく火を通さないお肉や、生の魚介類が好きな人はいまでも多いから、油断していると、まだまだぼくたちが広まる可能性があるよ。あと、給食やレストランの調理場などで、手をよく洗わなかったり、マスクをしなかったりする人がいるときは、ぼくたちがたくさんの人に感染する危険があるのさ。いわゆる集団食中毒ってやつだよ。

ぼくたちが好きになれないのは、台所をいつも清潔にしている人と、お肉などを必ずよく加熱して食べる人だよ。とくに、石けんでていねいに手洗いをする習慣のある人は、ぜったい仲良くなれないね！

危険度 ☠☠

ノロウイルス感染症

1年を通じて発生！　集団感染をおこしやすい！

ノロウイルス

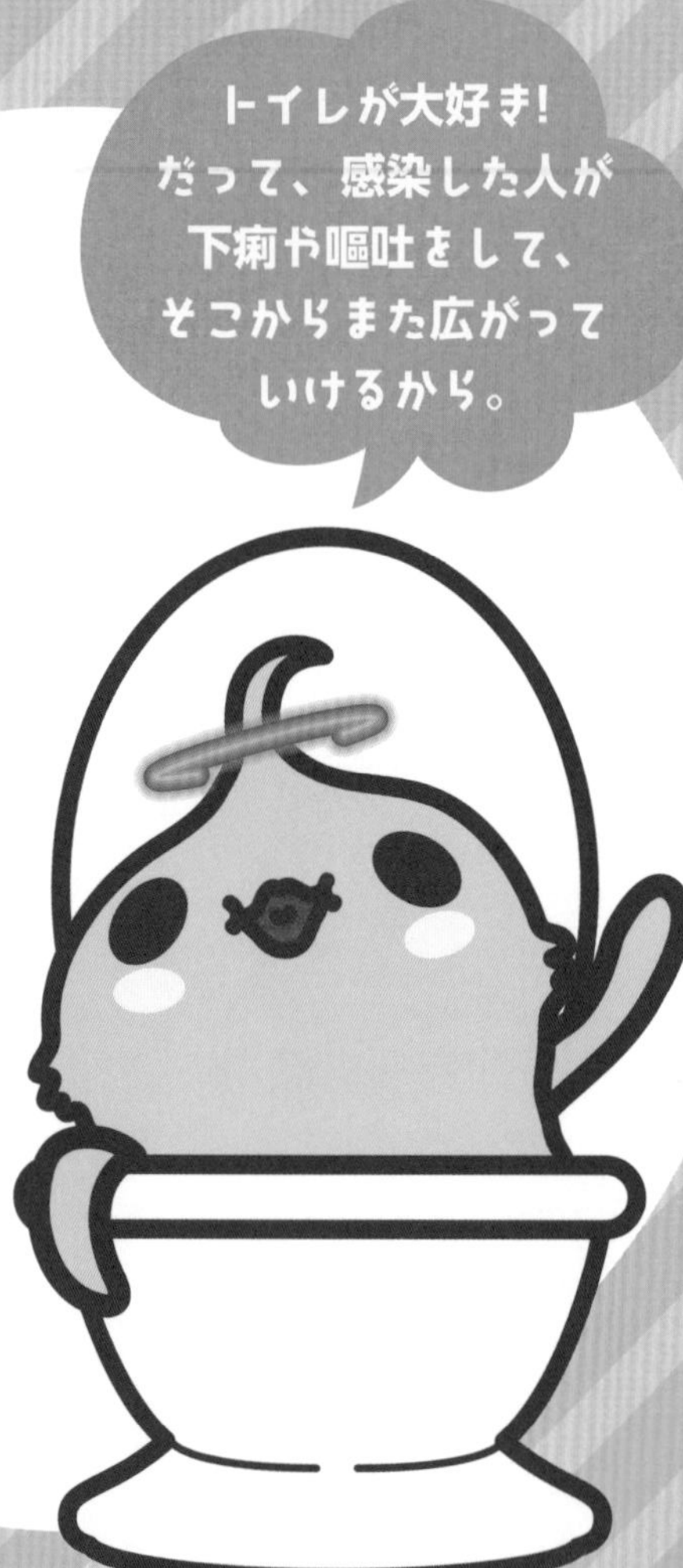
トイレが大好き！
だって、感染した人が
下痢や嘔吐をして、
そこからまた広がって
いけるから。

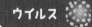

潜伏期間	12〜48時間
ワクチン	なし
要注意年齢	すべての年齢層

おもな症状

吐き気、嘔吐、下痢、腹痛、頭痛、発熱

ノロウイルス感染症っていう食中毒をおこすウイルスといえばわたし、ノロウイルスよ。

カキなどの2枚貝のほか、感染した人の便や嘔吐物にわたしはいるよ。

ノロウイルス感染症にかかると、下痢や嘔吐の症状が出るみたい。

どんな病気？

わたしはノロウイルス感染症をおこすウイルスなの。ノロウイルス感染症は、吐き気、嘔吐、下痢をはじめ、腹痛や頭痛、発熱の症状が出る食中毒よ。**1年を通して流行しているんだけど、とくに冬に多いみたい。**

わたしはカキなどの2枚貝のなかにいることがあって、十分火を通さないで食べた人に感染するんだ。あと、感染した人の便や嘔吐物にもわたしは混ざっているから、それらにふれた手で食べものを口に運ぶと、その人のからだに入りこんじゃうのよ。

豆知識　食べものが傷みやすい夏以外でも食中毒は流行する。

それからね、わたしは便や嘔吐物から、ちりになって空気中を漂うこともできるわ。おまけに、**わたしが手についた人がいろいろな物にふれることで、移動することもできちゃうの。**

どんな予防や治療があるの？

わたしに感染した人が下痢や嘔吐をしたあとのトイレには、あちこちにわたしがいるわ。だから、みんなはトイレを消毒しようとするんだけど、普通の洗剤じゃだめね。**塩素系の漂白剤や二酸化塩素の液剤じゃないとわたしには効かないのよ。**

カキなどの2枚貝のなかにひそんでいることもあるわたし。それなら2枚貝は食べないっていう人もいるかもしれないけど、そんなことしなくてもだいじょうぶよ。なぜって、**わたしは熱に弱いから、食べものに十分火を通されたらひとたまりもないんだもの。**

わたしを予防するワクチンもやっつける薬もまだないの。だから、みんなわたしをからだに入れないことね。**そのために、1番大切なのは手洗いをきちんとすることよ。**忘れないようにね

……おっと、いけない。少し自分の弱点をしゃべりすぎちゃったかな。

豆知識　吐き気がするときは横向きに寝て、吐いたものが気道につまるのをふせぐ。

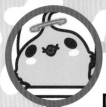

ロタウイルス感染症

ロタウイルス

ロタウイルス感染症の病原体は、車輪のような形をしているロタウイルスよ。ひどい下痢や嘔吐、発熱で、脱水症状をおこすこともあるわ。だれでもかかるけど、とくに赤ちゃんや小さなこどもがかかりやすいの。任意接種の予防ワクチンがあるみたい。

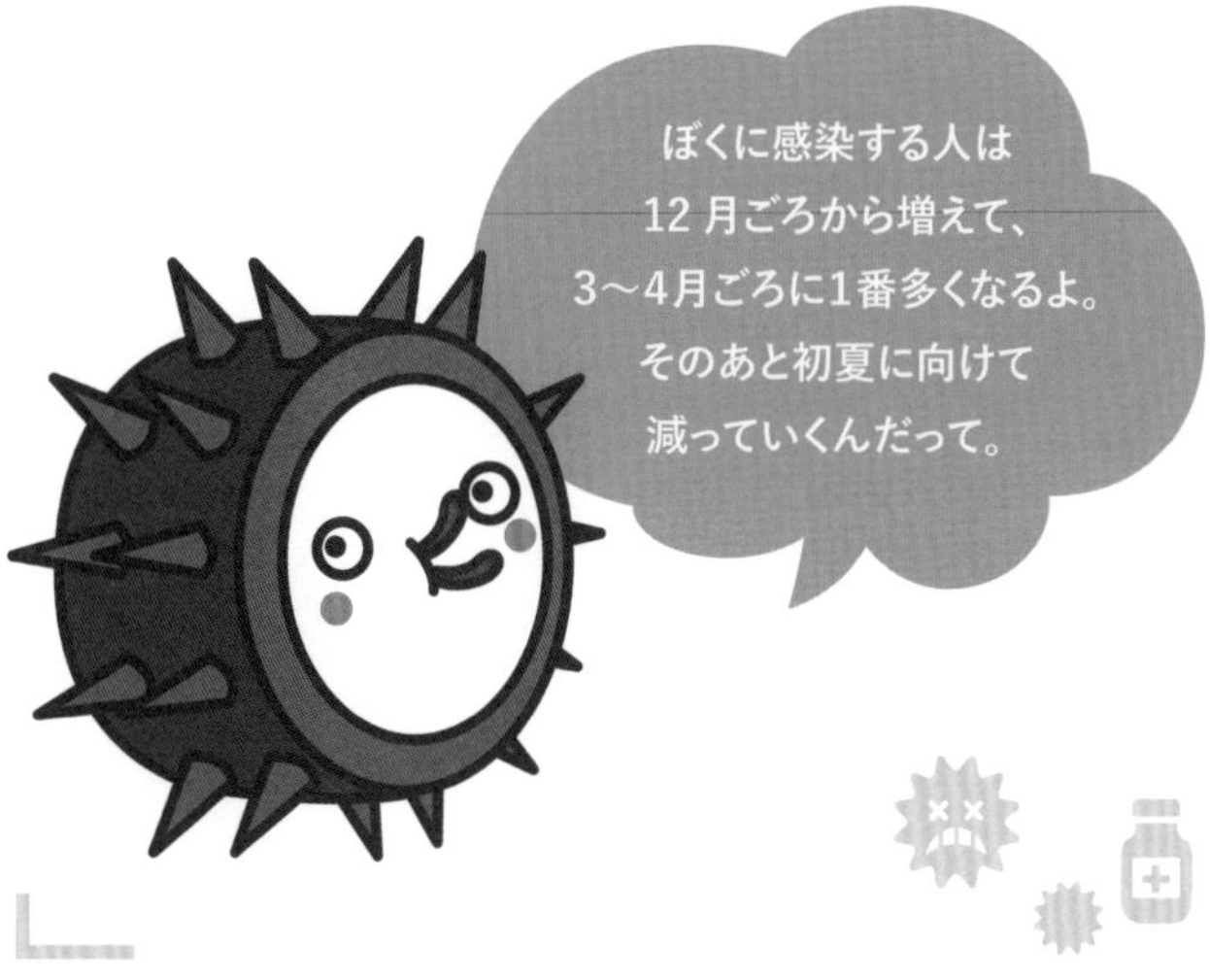
ぼくに感染する人は
12月ごろから増えて、
3〜4月ごろに1番多くなるよ。
そのあと初夏に向けて
減っていくんだって。

こわい病気をひきおこすこともある！

腸管出血性大腸菌感染症

O157など

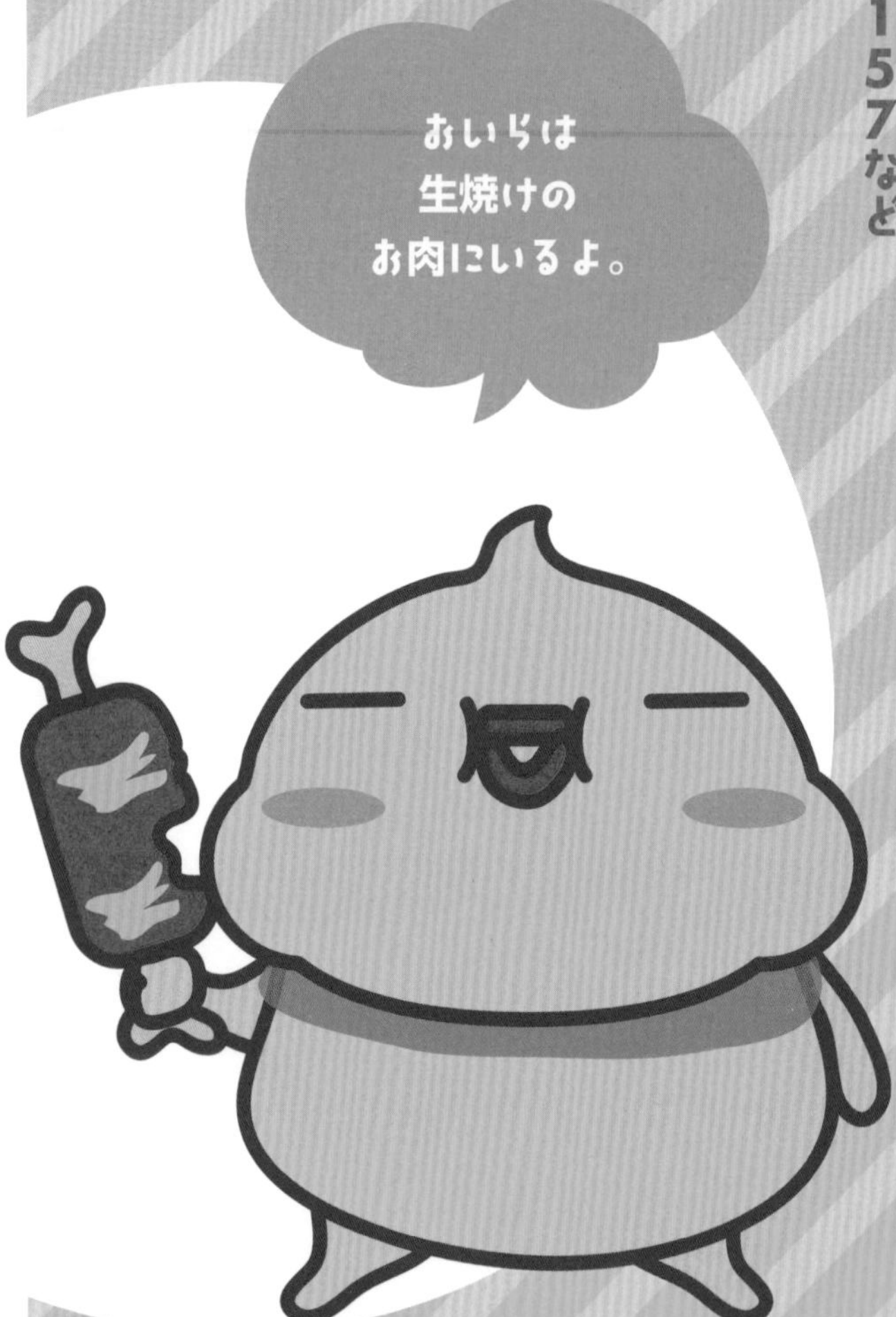

潜伏期間	3〜4日 （最短1〜最長8日）
ワクチン	なし
要注意年齢	すべての年齢層

おもな症状

下痢、腹痛、発熱、吐き気、
血便

食べものや水といっしょにからだのなかへ入りこんで、ベロ毒素をつくるよ。

おもな症状は下痢や腹痛などだけど、もっとこわい病気になることもあるよ。

熱が苦手なおいらは、よく火を通した食べものにはいられないんだ。

どんな病気？

おいらは大腸菌の一種だよ。じつは人の腸のなかにはいろいろな大腸菌がいるんだけど、そのほとんどは害がないんだ。だけど**おいらはベロ毒素っていう毒素をつくりだして、人を病気にするこわい大腸菌だよ。**

おいらは、ウシなどの家畜や人の便、それらに汚染された井戸水のなかにいて、そこから移動して人のからだのなかに入りこむんだ。**感染力が強いおいらは、ちょっとの数がからだに入りこんだだけでも腸管出血性大腸菌感染症っていう病気をおこすことができるよ。**

豆知識　腸管出血性大腸菌感染症は、気温の高い6～10月にかけて流行する。

おいらに感染した人は激しい下痢と腹痛をおこすんだ。水のような便が出たあと、血便が出ることもあるよ。さらに、**溶血性尿毒症症候群っていうこわい合併症をおこすと亡くなることもあるんだよ。**

どんな予防や治療があるの？

おいらは食べものや水に混ざって、人のからだのなかに入りこむことが多いよ。たとえば、生焼けのお肉とかね。なんで生焼けかっていうと、あまり大きな声でいいたくないけど、**おいらは熱が苦手だから、よく火を通したお肉などにはいられないんだ。**だから逆に、バーベキューなどで、焼いている途中のお肉をつまみ食いしたり、お肉を焼くはしと食べるはしを分けなかったりすると、おいらはみんなのからだのなかに、すんなり入っていけるよ。

おいらがからだのなかに入った人は、薬を飲んで治療するみたいだよ。**そのとき、自分の判断で下痢止めなどを飲んじゃうのはだめなんだって。**下痢で外に出るはずのおいらたちがからだのなかにどんどん溜まっていって、逆効果になる場合があるんだってさ。薬を飲むときは注意しないとね。

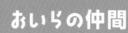

おいらの仲間

カンピロバクター感染症

カンピロバクター

カンピロバクター感染症は、下痢、腹痛、嘔吐、頭痛などの症状が出る食中毒だよ。カンピロバクターっていう細菌が、生焼けの鶏肉などから人のからだに入りこむことが原因なんだ。小さなこどもやお年寄りは重症になることもあるよ。

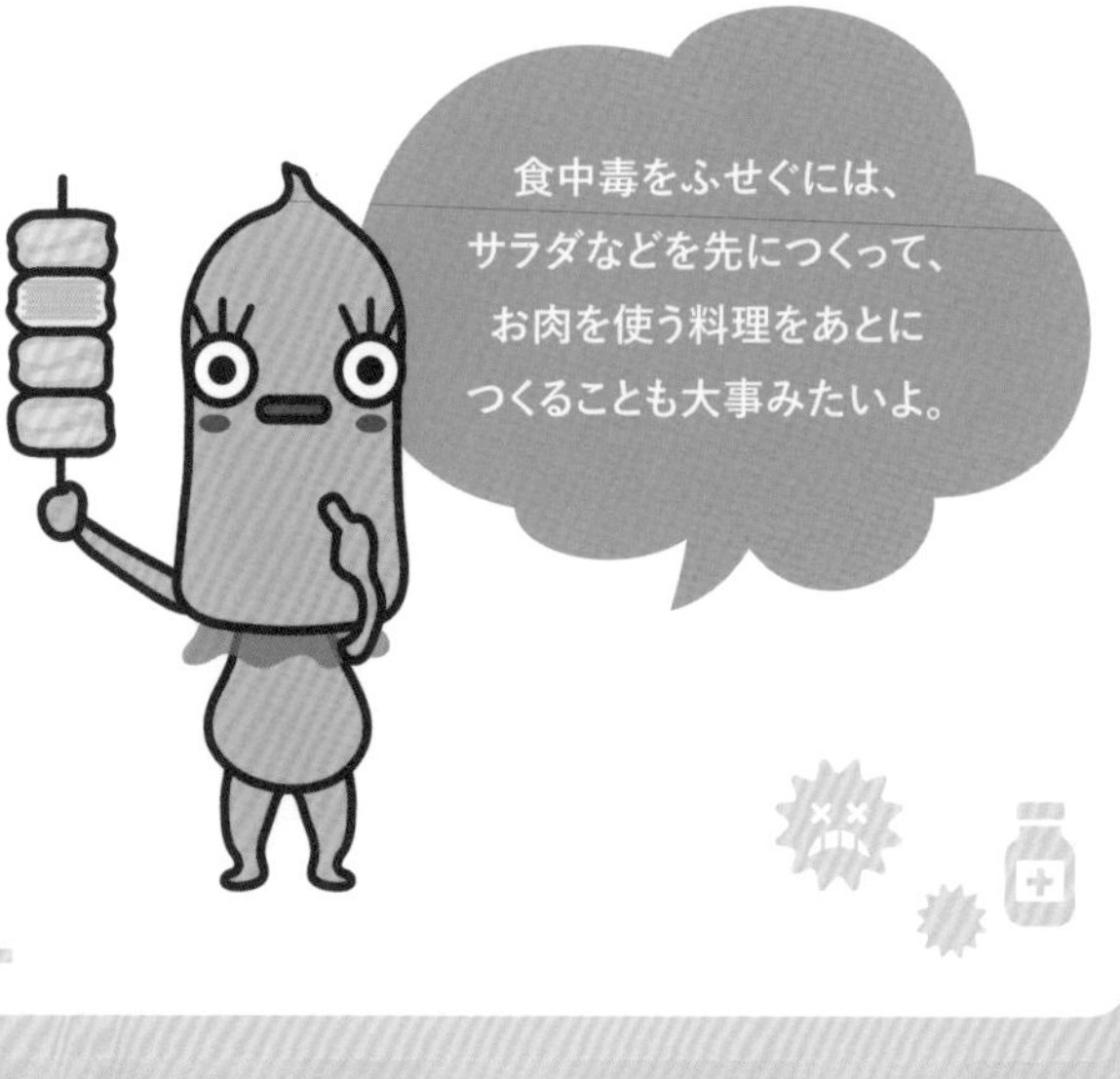
食中毒をふせぐには、
サラダなどを先につくって、
お肉を使う料理をあとに
つくることも大事みたいよ。

Infection Column

危険度

細菌

サルモネラ感染症

さまざまな動物が感染源になる！

サルモネラ菌

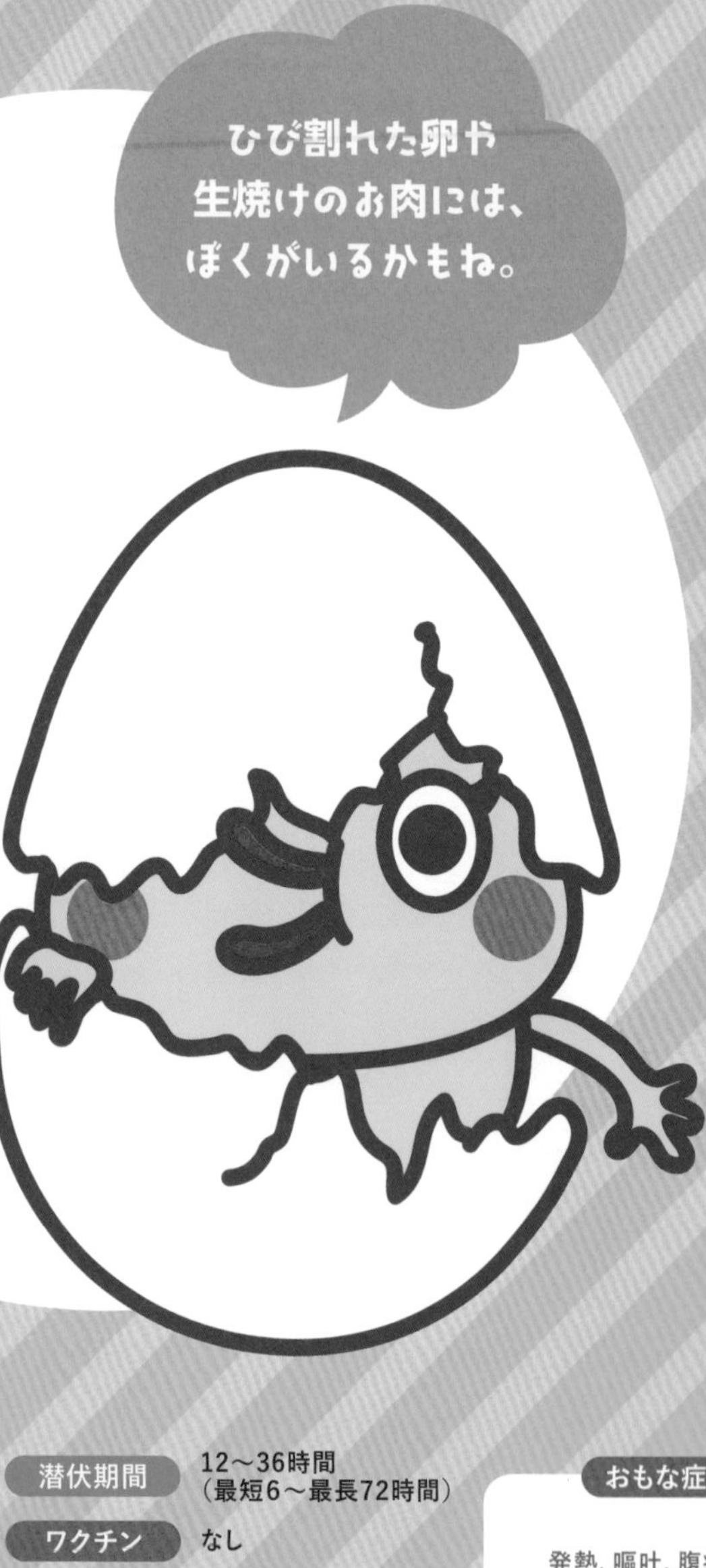
ひび割れた卵や
生焼けのお肉には、
ぼくがいるかもね。

潜伏期間	12～36時間（最短6～最長72時間）
ワクチン	なし
要注意年齢	すべての年齢層

おもな症状

発熱、嘔吐、腹痛、下痢

ぼくは人のからだに入りこんで
サルモネラ感染症をおこすよ。

ニワトリやウシ、ブタをはじめ、イヌやネコ、
カメやヘビ、カエルやイモリの腸にもいるよ。

ひび割れた卵や十分加熱されていない
お肉を食べて感染する人が多いみたい。

どんな病気？

ぼく、サルモネラ菌がからだのなかに入りこむと、人はサルモネラ感染症っていう食中毒になるよ。**おもな症状は、発熱、嘔吐、腹痛、下痢だけど、下痢がひどくなると脱水症状をおこすこともあるらしい**んだ。あと、小さなこどもやお年寄りなどは、もっと症状が重くなることもあるみたいだよ。

ぼくは、ひび割れたニワトリの卵やお肉にいることがあるよ。ほかにもイヌやネコなどの哺乳類、カメやヘビなどの爬虫類、カエルやイモリなどの両生類の腸のなか、それにからだの表面にもくっつ

いているんだよね。どう？　ぼくってとにかくいろいろなところにいるでしょ？　ちょっとびっくりしたんじゃないかな。

サルモネラ感染症は、ぼくがくっついた食べものを食べることでおきるよ。**学校の給食や仕出し弁当などにまぎれて、集団食中毒をおこすこともあるんだ。**

どんな予防や治療があるの？

ぼくは、ニワトリやウシ、ブタの腸のなかにいるから、**ひび割れた卵や十分加熱されていないお肉を食べると、ぼくに感染しちゃうことがあるよ。でも、ぼくは熱に弱いから、お肉をよく焼かれると生きていけないんだよね。**……みんなには内緒だよ！

そんな熱に弱いぼくだけど、乾燥や低温には強いんだ。だから、冷凍食品にひそんで生きのびることができるよ。それに、**ぼくはいろんな動物のからだの表面にくっついて、その動物にさわった人のからだに入りこむこともできるんだ。**すごいでしょ！

ぼくに対するワクチンや薬はないから、感染した人は水分をしっかりとって、下痢などで脱水症状にならないようにするしかないんだって。

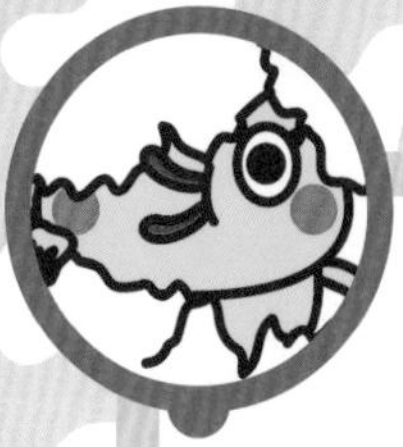

ぼくの仲間

ボツリヌス症

ボツリヌス菌

ボツリヌス菌がつくる毒素によっておきるのが、ボツリヌス症だよ。ほかの食中毒に多く見られる下痢や発熱の症状は出ないんだけど、神経がまひして、ものが2重に見えたり、歩けなくなったりするんだ。びん詰やかん詰など空気の少ない食べものにいるよ。

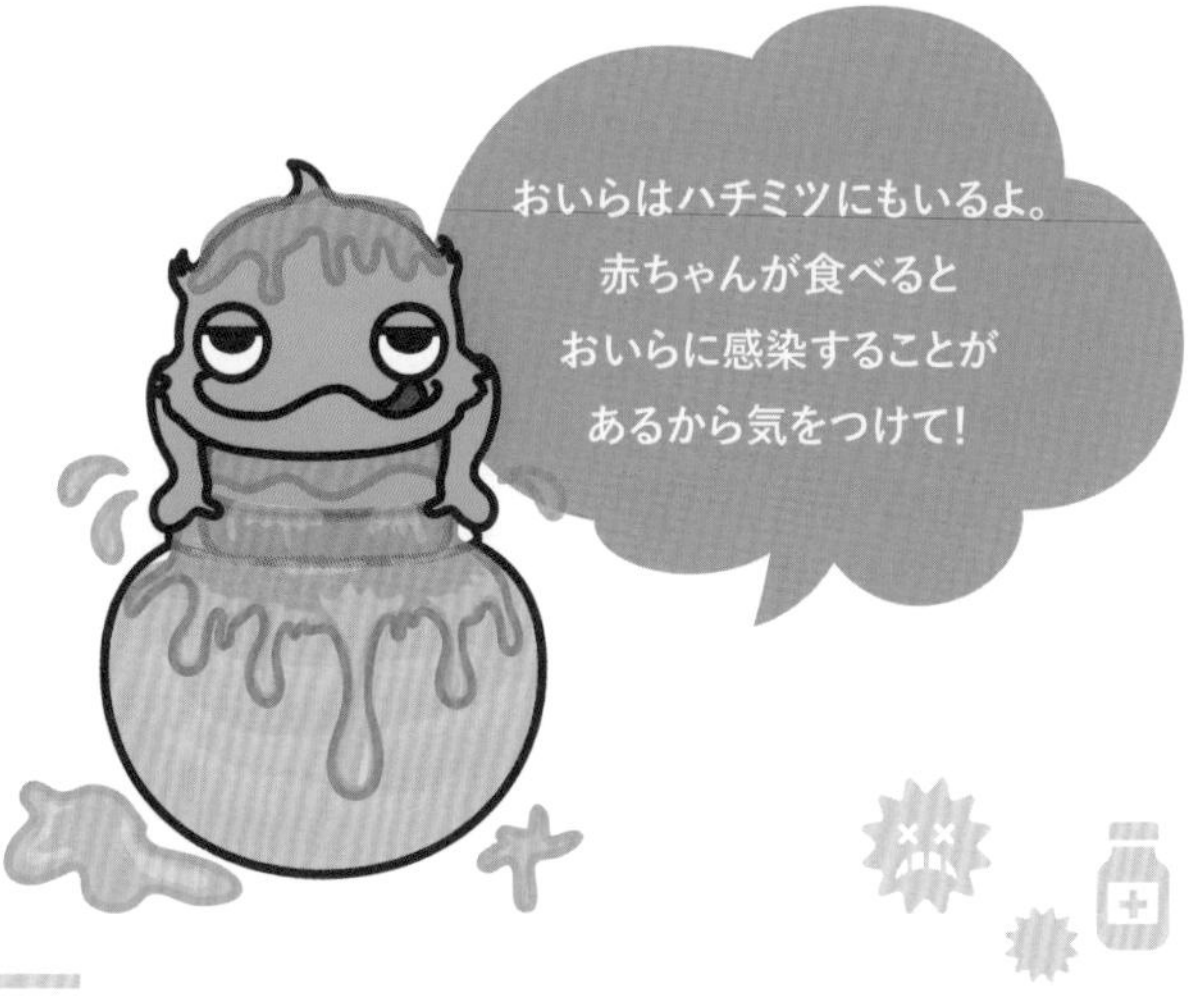
おいらはハチミツにもいるよ。
赤ちゃんが食べると
おいらに感染することが
あるから気をつけて!

危険度 ☠☠☠☠

細菌

目がつり上がり、独特の顔つきになる！

コレラ

コレラ菌

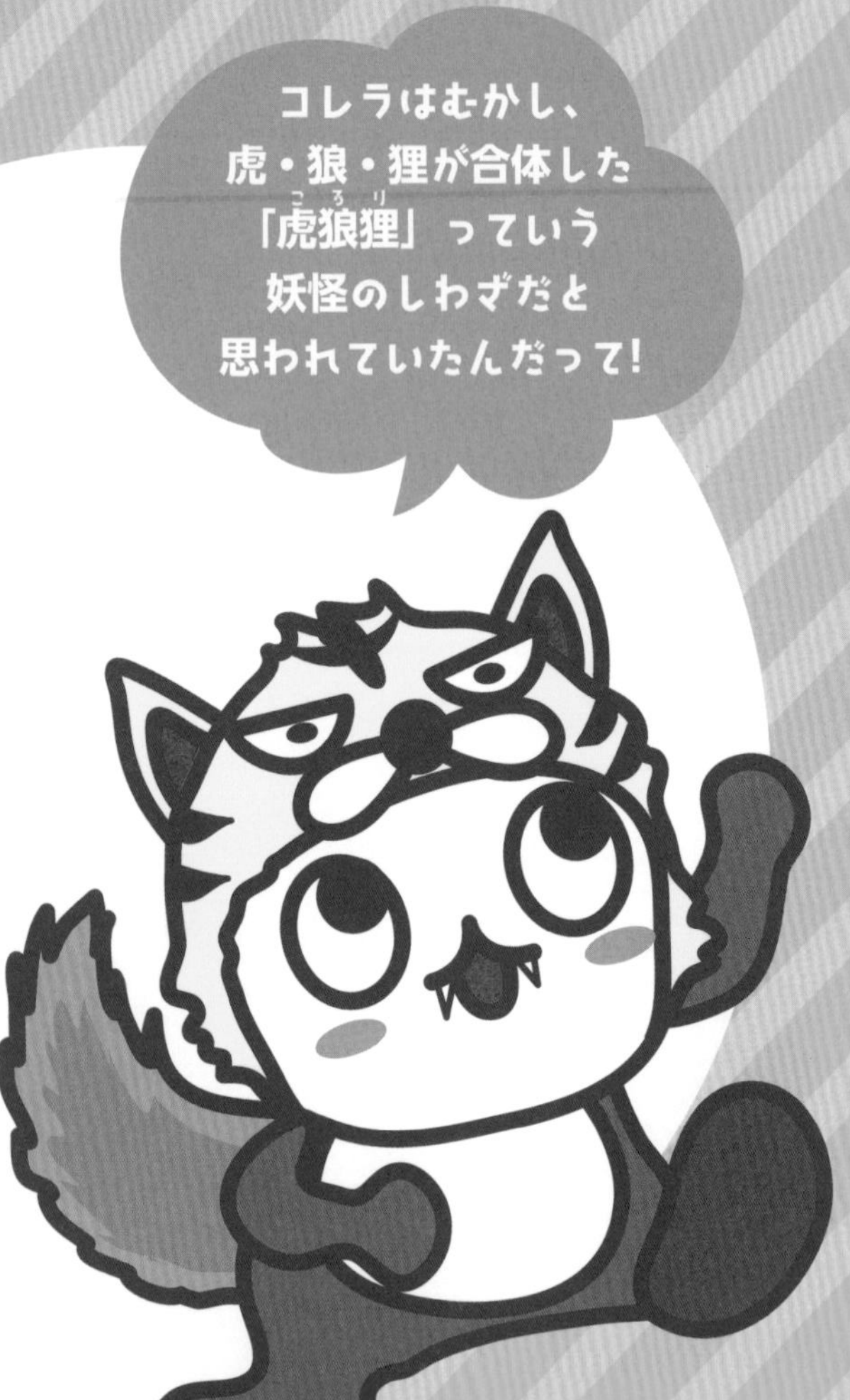
コレラはむかし、
虎・狼・狸が合体した
「虎狼狸《ころり》」っていう
妖怪のしわざだと
思われていたんだって！

潜伏期間	1～3日
ワクチン	コレラワクチン
要注意地域	アジア、アフリカ

おもな症状

下痢、嘔吐、筋肉のけいれん、
コレラ顔貌

あたしはコレラっていう
病気の原因になる細菌よ。

生水や生の食べものから
あたしに感染する人が多いみたいよ。

感染すると、激しい下痢と嘔吐をくり返して、
脱水症状になるの。

どんな病気？

あたしの名前はコレラ菌。生水や生の食べものにまぎれて、口から人のからだのなかに入りこんで、コレラっていう病気をおこすの。

あたしがおこす症状は、まず激しい下痢と嘔吐よ。**重症になると、1時間に1リットル以上、お米のとぎ汁のような便が出て、脱水症状になることもあるわ。**そのあと、けいれんがはじまって、コレラ顔貌になるの。**コレラ顔貌っていうのは、目がつり上がって、鼻とほお骨が目立つようになることよ。**

あたしはふるさとのインドから世界中

豆知識　むかしはコレラにかかるとコロッと亡くなってしまったことから、コロリと呼ばれたという説もある。

に広まって、何度もコレラの大流行をおこしたの。**日本ではあたしに感染する人はあまりいないけど、アジアやアフリカなどではいまでもたくさんの人に感染しているわ。**日本では少ないからって油断してちゃだめよ。旅行で海外に行ってかかることだってあるんだからね。

どんな予防や治療があるの？

清潔じゃない場所で料理された食べものや、十分に火を通されていない魚介類なんかに、あたしはよくいるわ。それに、コレラが流行している地域では、生野菜やカットフルーツ、飲みものに入っている氷にも、あたしがいることがあるのよ。**全部ちがう原因に思えるけれど、どれもあたしが混ざった水が原因なの。**みんな、水にはあんまり気をつけないのかしら？

コレラにかかると、人間はあたしをやっつける薬を使って治療するらしいわ。あと、脱水症状をなおすために、スポーツ飲料や経口補水液を飲ませたり、激しい下痢が続く場合には点滴をしたりするんですって。

むかしはたくさんの死亡者を出したあたしだけど、最近の人間って、けっこう手強いのよね。

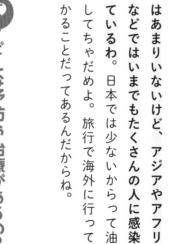

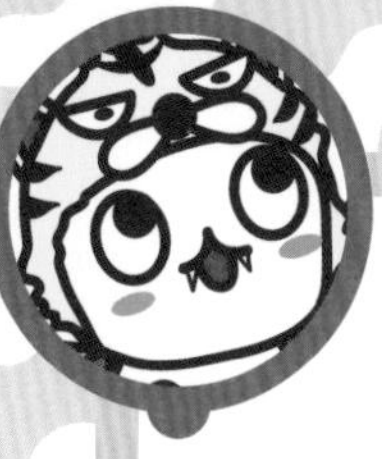

あたしの仲間

細菌性赤痢《さいきんせいせきり》

赤痢菌

　赤痢菌は、あたしと同じでおもに食べものなどから感染するわ。ほかにも、感染した人の便といっしょに出てきて、その人がふれたドアノブやタオルにほかの人がさわってうつることもあるの。細菌性赤痢のおもな症状は、急な発熱と激しい下痢よ。

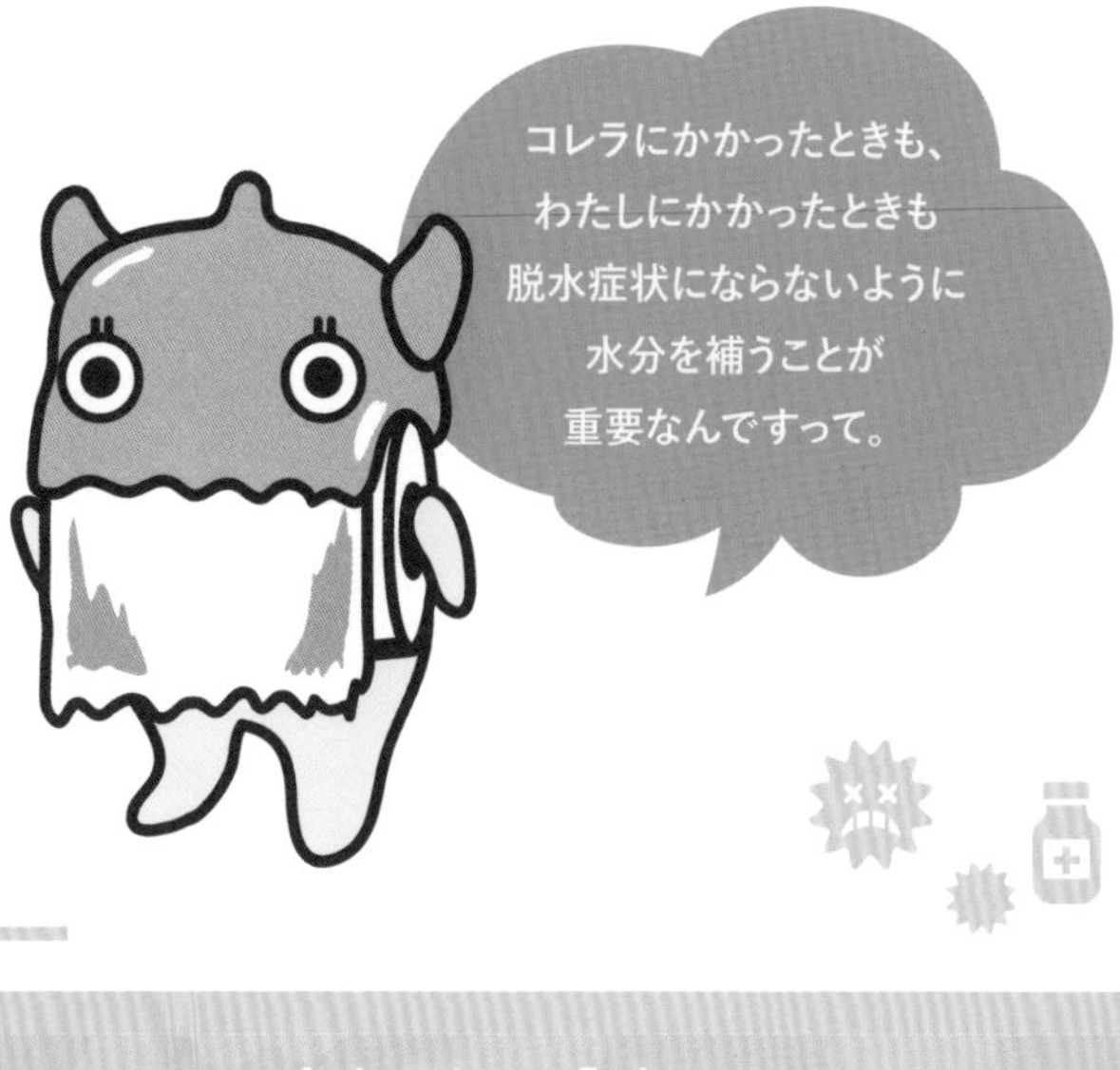
コレラにかかったときも、
わたしにかかったときも
脱水症状にならないように
水分を補うことが
重要なんですって。

Infection Column

おもに

動物や昆虫からうつる感染症

第4章

ぼくたち、動物や昆虫からうつる感染症の病原体は、感染した蚊、ダニ、イヌ、ネズミ、鳥などのからだのなかにいるよ。それらの動物や昆虫がぼくたちをあちこちに運んで、人に感染するのを手伝ってくれているんだ。

デング熱やマラリアのように、蚊によっておきる病気はいろいろあるよ。ぼくたちを運んでくれる蚊は熱帯や亜熱帯で生きているんだけど、地球温暖化で気温が少しずつ高くなっている日本にも、これから増えてくるんじゃないかって、人間たちは心配し

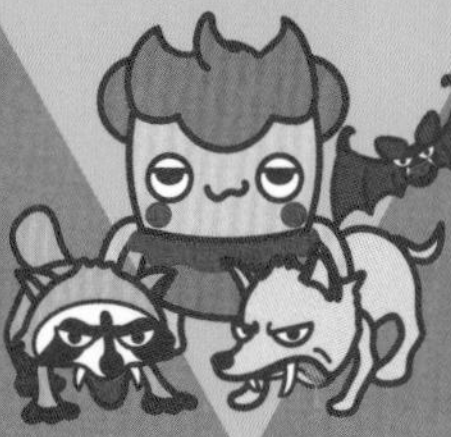

狂犬病

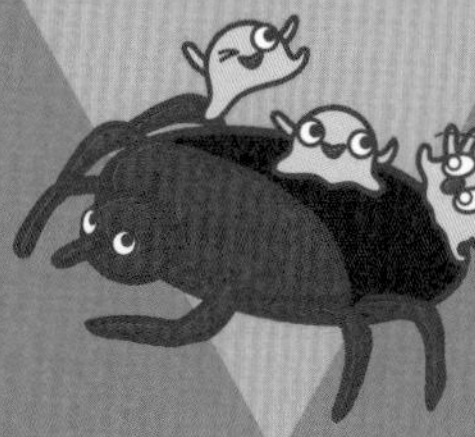

SFTS
（重症熱性血小板減少症候群）

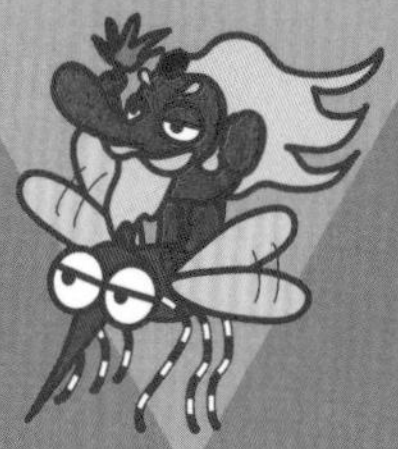

デング熱

ているみたいだよ。

ほかにも、SFTSの病原体は、マダニにひそんで移動しているよ。狂犬病はイヌをはじめ、ネコやコウモリが感染を広めている病気だし、ペストのように、ネズミやノミが人に感染するのを手伝ってくれる病気もあるんだ。空を飛んで国境を越えてやってきた鳥インフルエンザも、原因となるウイルスは渡り鳥が運んでくれているよ。

動物や昆虫がいないと人に感染できないぼくたちは、夏の暑いときに長そで・長ズボンで外を歩く人、虫除けスプレーや殺虫剤を持ち歩く人、せっかく外国に行ったのにイヌやその土地のめずらしい動物とふれ合わない人は、みんな大きらい！　だって、そんな人たちには、近づきたくても近づけないからね。

鳥インフルエンザ

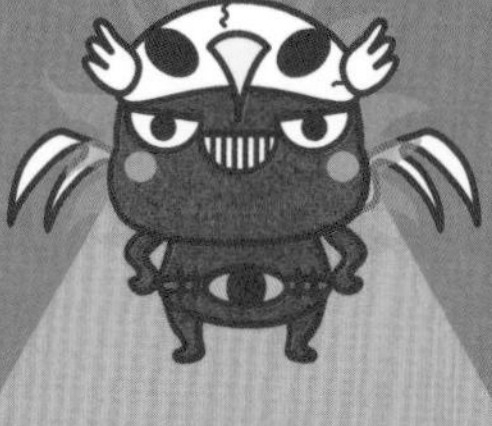

ペスト

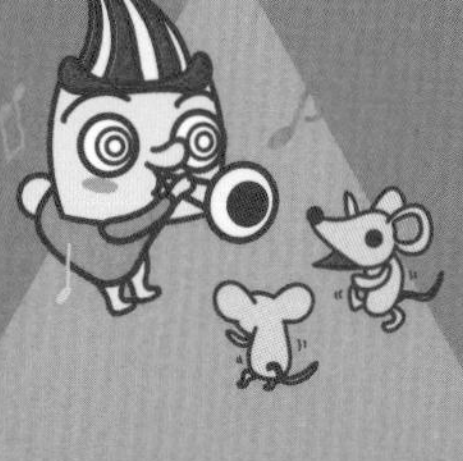

マラリア

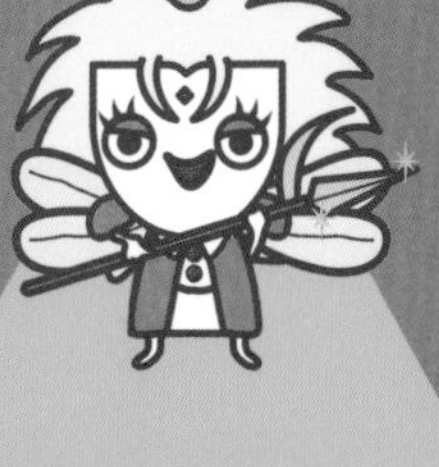

危険度

ウイルス

デング熱

もはや海外からやってくる感染症ではない！

デングウイルス

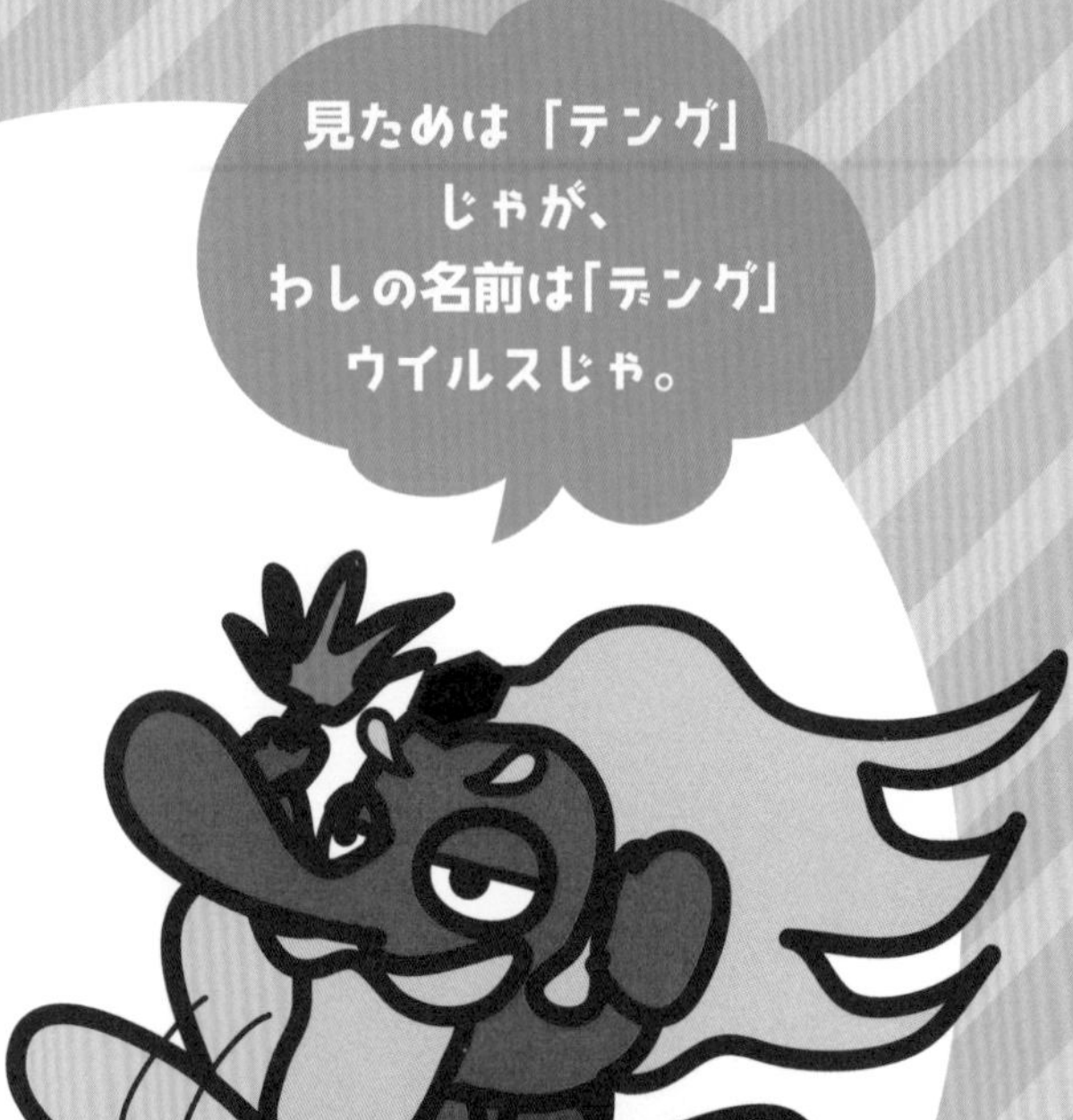
見ためは「テング」
じゃが、
わしの名前は「デング」
ウイルスじゃ。

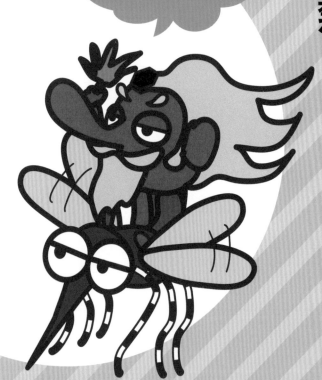

潜伏期間	3〜14日
ワクチン	なし
要注意地域	東南アジア、 中南部アフリカ

おもな症状

発熱、頭痛、目の奥の痛み、
筋肉痛、関節痛、発疹

わしはヒトスジシマカやネッタイシマカという
蚊に乗って移動しておるよ。

わしには4つの型がある。
最初に感染したのとちがう型に感染すると、
症状が重くなりやすいようじゃ。

蚊取り線香や虫除けスプレーを使ったり、
肌をかくしたりする人間は好かんのう。

どんな病気？

わし、デングウイルスはヒトスジシマカやネッタイシマカという蚊に乗って移動しておる。**わしがひそんでいる蚊に刺されると、人はデング熱に感染するんじゃよ。**発症すると、急に熱が出て、そのあと頭痛、筋肉痛、関節痛をおこすほか、発疹が出るんじゃ。

わしはもともと日本にはおらんのじゃが、わしを運んでくれるヒトスジシマカは日本にもおるよ。だから、海外でわしに感染した人が日本に帰ってくると、わしはヒトスジシマカに乗って日本でも広まることができるんじゃ。じっさい2014

年にわしに感染した人が日本で見つかって問題になったのう。

じつはわしには4つの型があるんじゃよ。**どうやら最初に感染した型とちがう型に感染すると、重症になりやすいようじゃな。**

どんな予防や治療があるの？

わしは、蚊取り線香がきらいじゃ。虫除けスプレーも苦手じゃな。わしを運んでくれる蚊が死んでしまったら、ひとたまりもないからのう。あとは、**暑いさかりに、長そで・長ズボンを着ている人間も好かんのう。**なぜって、肌をかくされたら、蚊が人間の血を吸えんではないか。そうなってくると、さすがにこのわしだって人間に感染しようがないじゃろう。

まあ、わしに対するワクチンも薬もいまのところないから、とにかく蚊に刺されないように人間も必死だということなんじゃろうけどな……。

わしが人のからだに入って発症しても、点滴などの治療を受けていると、1週間ぐらいで回復する場合が多いようじゃ。しかし、2回目以降の感染などで症状が悪化すると、デング出血熱になって亡くなることもあるんじゃよ。

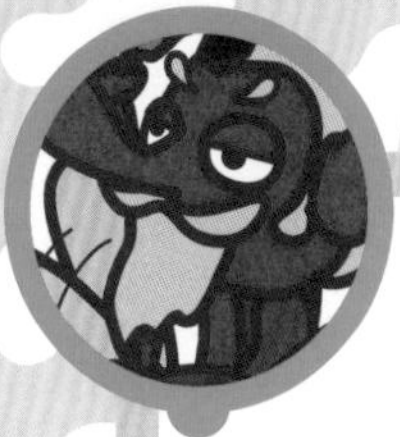

わしの仲間

日本脳炎

日本脳炎ウイルス

日本脳炎は、ブタのからだのなかで増え、コガタアカイエカなどの蚊によって運ばれる日本脳炎ウイルスがおこす病気じゃ。高熱を出し、精神障害などの後遺症が残ることもあるのう。ワクチンはあるんじゃが、日本脳炎にかかると２～４割の確率で亡くなるんじゃ。

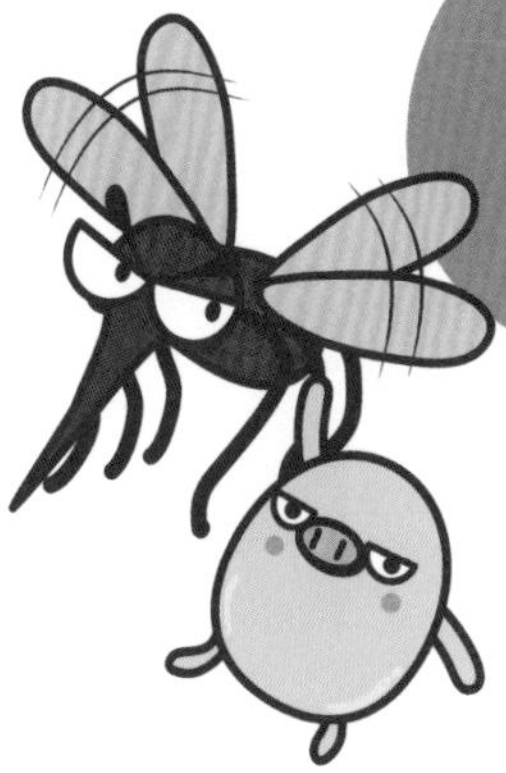
デングウイルスもおれたち
日本脳炎ウイルスも、
人から人に感染することは
ないんだってさ。

危険度 ●●●●○

マダニが運ぶ新しい感染症！

SFTS《エスエフティーエス》（重症熱性血小板減少症候群《じゅうしょうねっせいけっしょうばんげんしょうしょうこうぐん》）

SFTSウイルス

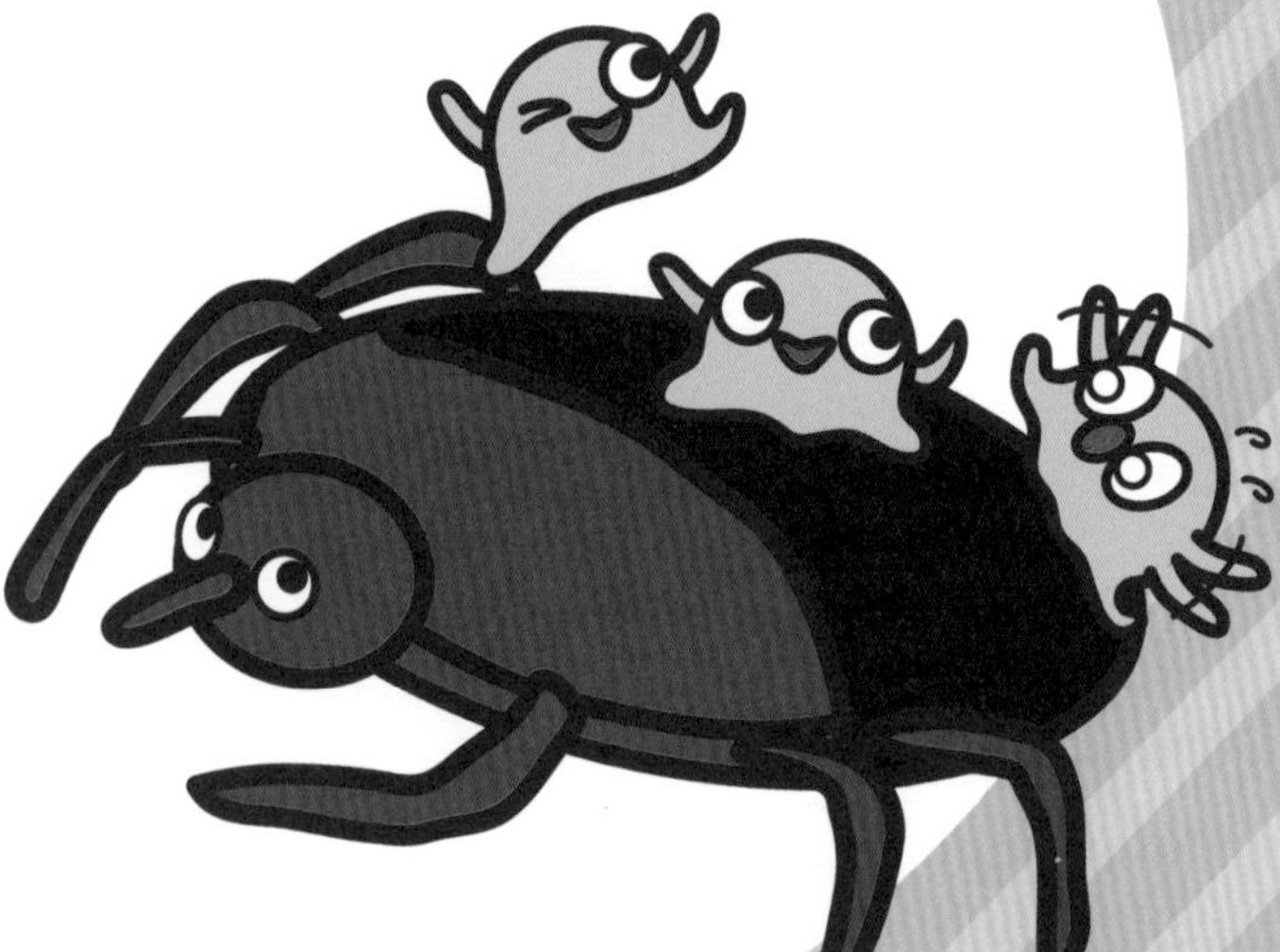
マダニと仲良しの
ぼくらは、2011年に
見つかった
ばかりだよ。

潜伏期間	6～14日
ワクチン	なし
要注意地域	中国、日本

おもな症状

発熱、食欲低下、吐き気、
嘔吐、下痢、腹痛

ぼくらに感染すると、
人はSFTS（重症熱性血小板減少症候群）に
なるんだ。

名前のとおり、
血小板などが減ってしまう病気だよ。

ぼくらはマダニによって運ばれて、
広がっていくよ。

どんな病気？

ぼくらは、2011年に中国ではじめて見つかったウイルスだよ。日本では、2012年にはじめて感染した人が発見されたんだ。

マダニにひそんでいろんな場所に運んでもらっているぼくら。**ぼくらがいるマダニにかまれると、傷口の血を止める血小板や、免疫に関わる白血球が減少する病気になるんだ。**発熱、食欲低下、嘔吐、下痢などの症状が出て、意識に障害が出たり出血したりすることもあるよ。とくに、お年寄りがかかると亡くなる危険性も高いんだ。

すべてのマダニにぼくらがいるわけじゃないよ。**日本ではフタトゲチマダニやタカサゴキララマダニなど、春から秋にかけて活発に活動するマダニにいるよ。**だから、ぼくらもその時期に人に感染することが多いんだ。

どんな予防や治療があるの？

草原や野山など草のしげった場所に、ぼくらがひそんでいるマダニはいるよ。ぼくらはマダニが人間にかみつくのを待っているんだ。でも、**虫除けスプレーをして、手足がかくれる格好をしてる人なんかには、マダニもなかなかかみつけないみたい。**そんなときはぼくらもがっかりなんだよね。

ついでに教えてあげるけど、皮膚にかみついたマダニを見つけたら、自分で取らないで、皮膚科に行ったほうがいいよ。マダニは皮膚に吸いつくと、なかなか離れないんだ。無理に引き抜こうとすると、口の部分が皮膚に残っちゃうことがあるんだって。どうしても病院に行けない場合は、マダニにワセリンをぬって息ができないようにしてからピンセットで取るらしいよ。

おっと！　しゃべりすぎだって、マダニに怒られちゃった！

豆知識　どのマダニがどんな病原体を運ぶのか、じつはまだよくわかっていない。

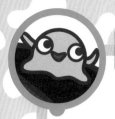

日本紅斑熱《にほんこうはんねつ》

日本紅斑熱リケッチア

日本紅斑熱リケッチアは日本紅斑熱の原因になる細菌だよ。ぼくらと同じようにマダニにひそんでいて、マダニが人をかむことで感染するんだ。高熱が出るのと同時に、手足に赤い発疹ができるみたいだよ。日本では、キチマダニやフタトゲチマダニなどにいるよ。

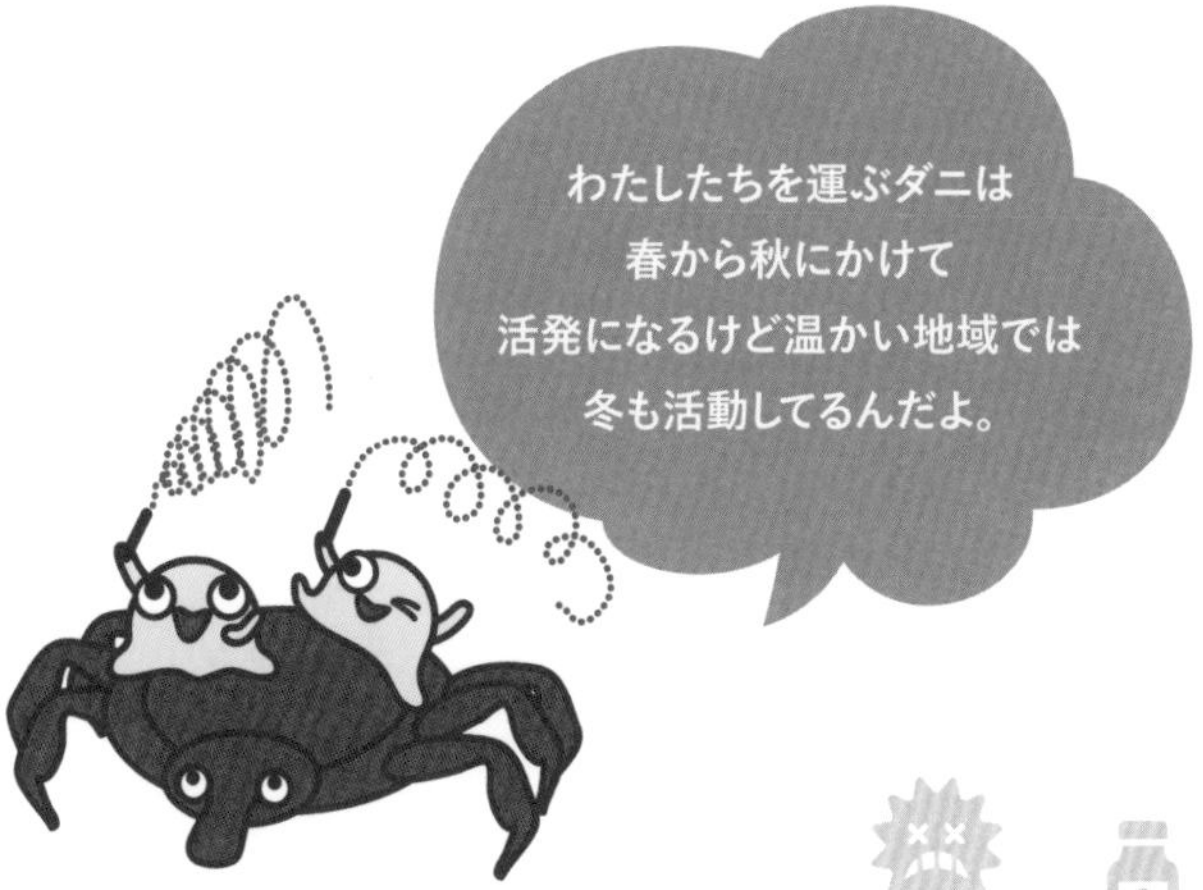
わたしたちを運ぶダニは
春から秋にかけて
活発になるけど温かい地域では
冬も活動してるんだよ。

危険度 ☠☠☠☠☠

ウイルス

狂犬病

イヌ以外の動物からも感染する！

狂犬病ウイルス

わたしに感染して
狂犬病になると、
ほぼ100パーセント
亡くなるらしいわ。

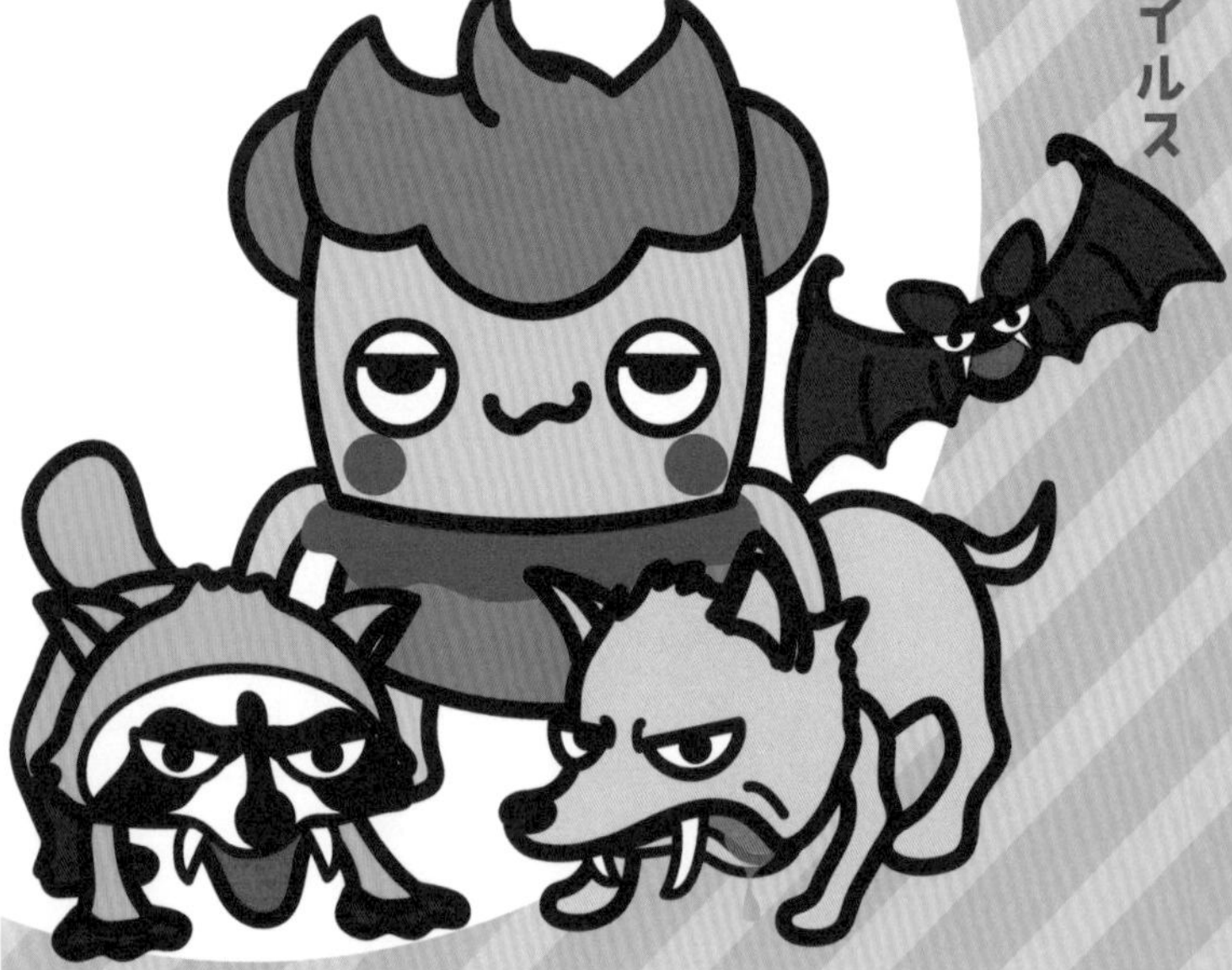

潜伏期間	1～2か月
ワクチン	狂犬病ワクチン
要注意地域	日本・オーストラリア・イギリス・北欧以外の国ぐに

おもな症状

頭痛、発熱、恐水症、恐風症、幻覚、過剰な唾液・涙・汗、全身まひ、呼吸不全

わたしに感染したイヌなどの動物にかまれたり、
引っかかれたりすることで、
人間にも感染するわ。

狂犬病になると、
水や風をこわがるようになるという特徴的な
症状が出るのよ。もちろん人間もね。

海外にはまだまだわたしが
活躍できる地域もあるわ。
旅行に行ったら野生の動物に十分注意することね。

どんな病気？

わたしは狂犬病ウイルス。日本にはいまはいないけど、海外にはよくいるのよ。狂犬病って名前を聞いてイヌの病気だと思うかもしれないけど、それはまちがいよ。**わたしはネコやアライグマ、コウモリなど、いろいろな動物に感染するわ。もちろん人間にもね。**わたしに感染した動物にかまれたり、ひっかかれたりしてできた傷口から、人間のからだに入りこむのよ。

狂犬病の症状は、水がこわくて飲めない、風にあたるのがこわいというものなの。幻覚を見たり、よだれをたらして人

豆知識　狂犬病に感染したイヌは口から泡を出すようになる。この泡にもウイルスがいるため要注意。

をかもうとしたりすることもあるわ。どれも特徴的な症状ね。

それにね、わたしに感染して発症してしまうと、ほとんど助かることができないの。狂犬病って、じつはとてもこわい病気なのよ。

どんな予防や治療があるの？

わたしは動物が大好きよ。**イヌだけじゃなくて、キツネやオオカミ、ネコやアライグマ、コウモリも、わたしを運んでくれるからね。**

でも、日本には最近いづらくなっちゃったわ。だって、日本ではペットとして飼っているイヌの登録と予防注射が法律で義務づけられているし、野犬なども捕まえるようになっているからね。でもだいじょうぶよ。**海外では、まだまだわたしがいられる地域もたくさんあるからね。わたしがいる地域では、動物にかまれないように注意することね。**

悲しいけれど狂犬病になったら、ほとんどの人が亡くなることになるわ。できることといえば、海外に行く前や狂犬病の疑いのある動物にかまれたとき、できるだけ早く狂犬病ワクチンを接種すること、そして野生の動物に近づくときは十分注意することくらいよ。

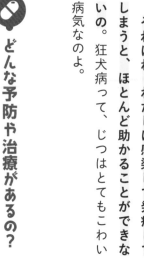

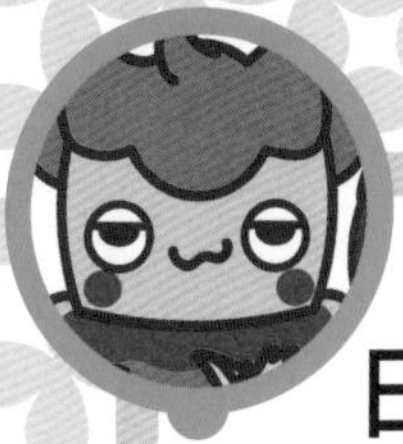

知りたい！感染症

日本での狂犬病の歴史

日本では、江戸時代に狂犬病の大流行があったっていう記録があるそうよ。その後1950年につくられた狂犬病予防法によって、イヌの登録、予防注射が行われるようになって、1957年以降は国内での狂犬病の発生はなくなったわ。だけど、海外では発生していて、1970年にネパールで、2006年にフィリピンで、それぞれイヌにかまれた日本人が狂犬病にかかって亡くなった例があるのよ。

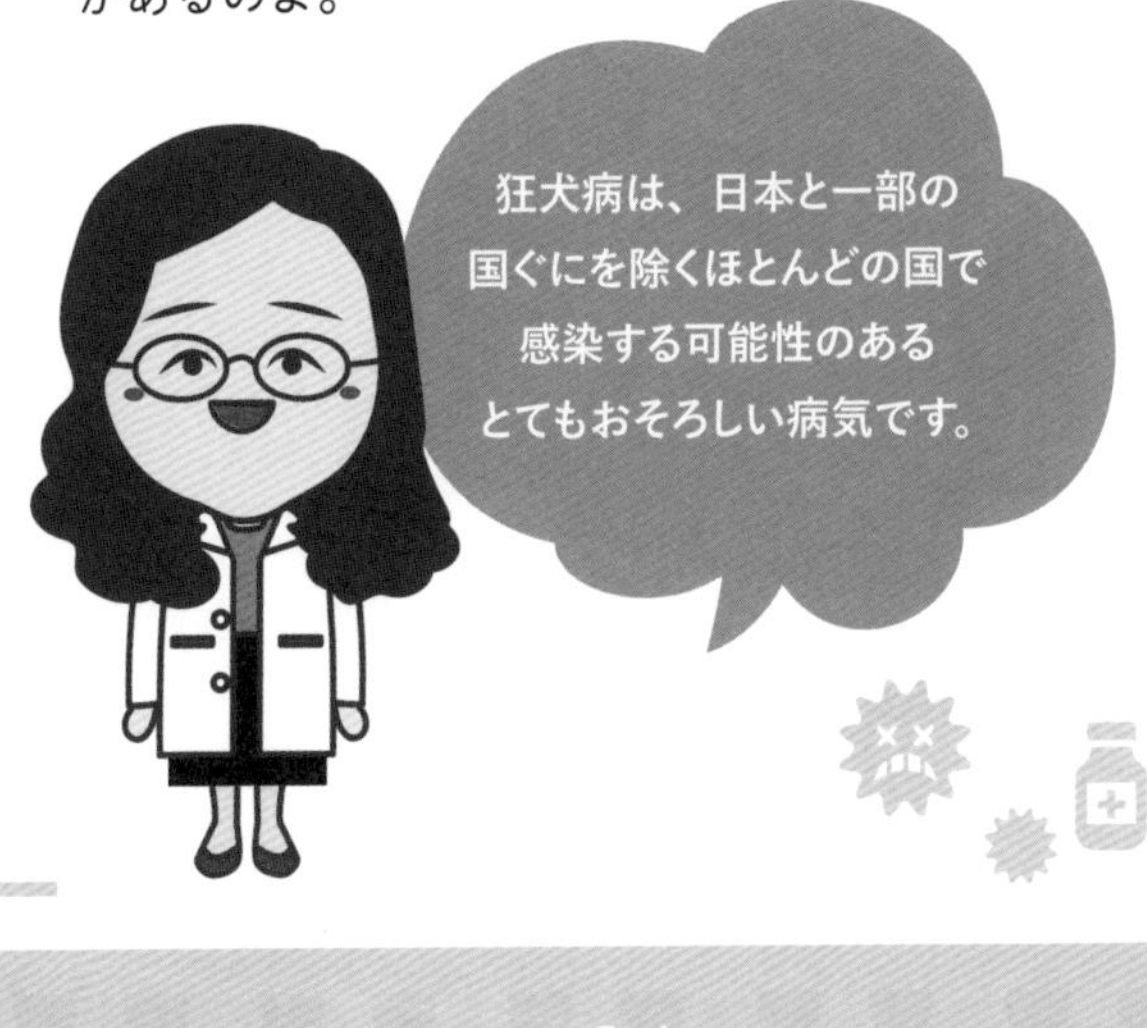
狂犬病は、日本と一部の
国ぐにを除くほとんどの国で
感染する可能性のある
とてもおそろしい病気です。

危険度 ☠☠☠☠

原虫

世界で年間2億人近く感染している!

マラリア

マラリア原虫

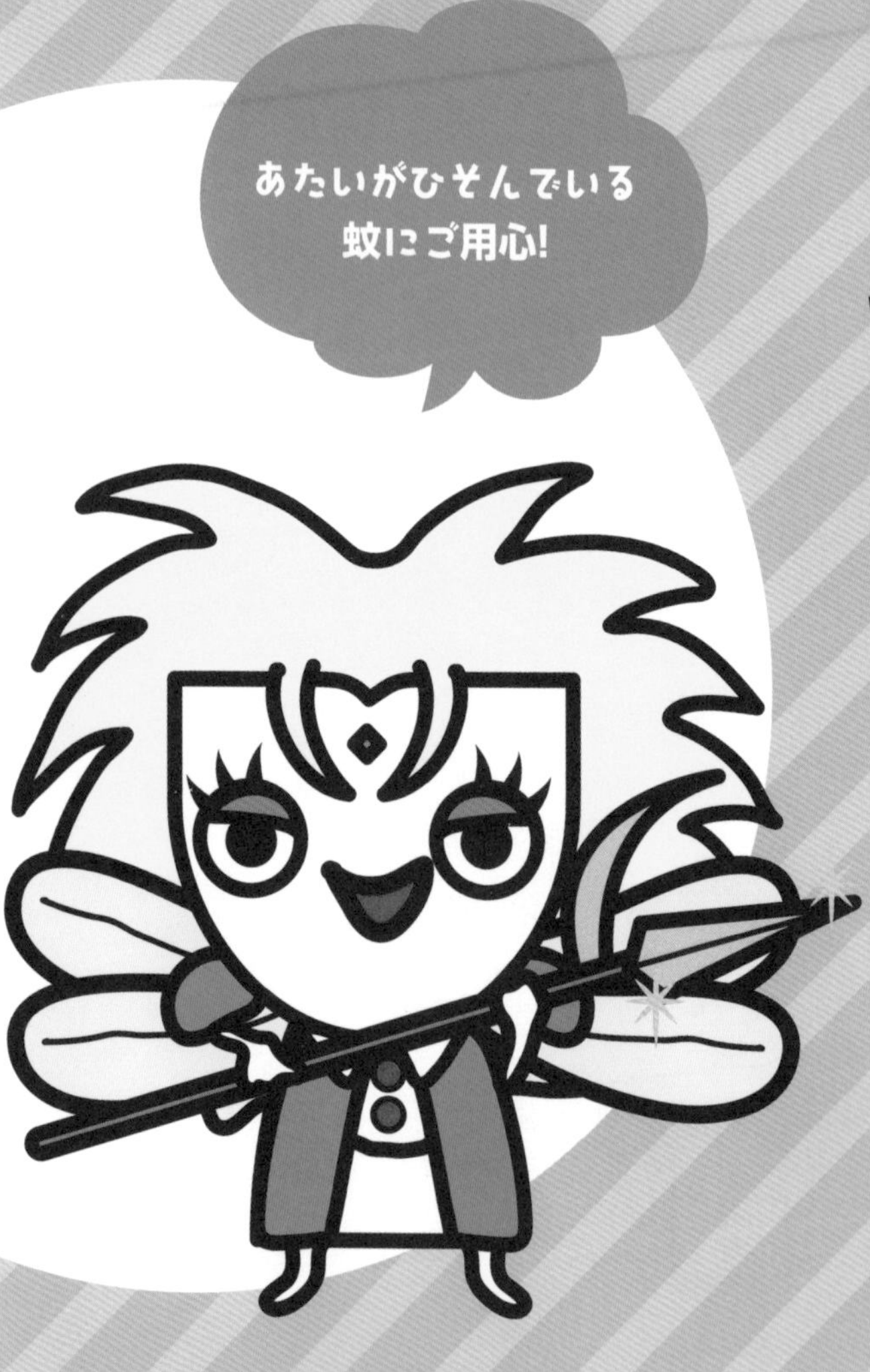

潜伏期間	10〜15日(熱帯熱マラリア) 2週間〜数か月(その他のマラリア)
ワクチン	なし
要注意地域	熱帯・亜熱帯地域

おもな症状

悪寒、震え、高熱

あたいはマラリアをおこす
原虫っていう微生物だよ。

熱帯・亜熱帯で生きている
ハマダラカなどの蚊が、
あたいをあちこちに運んでくれるのさ。

悪寒、震え、高熱をくり返して、
亡くなることも多いんだよ。
とくに、熱帯熱マラリアは危険みたいだね。

どんな病気？

あたいはマラリア原虫。細菌やウイルスじゃなくて、原虫っていう微生物なのさ。熱帯・亜熱帯にいるハマダラカなどの蚊のなかにいるよ。**あたいのいる蚊に刺された人だけ感染するから、人から人には感染しないよ。**

あたいがおこすマラリアの症状は特徴的だよ。**悪寒、震え、高熱のあとに、症状がいったん消えるんだけど、またこの症状をくり返すのさ。**症状が重くなると、意識に障害が出たり、血液の循環ができなくなったりして、亡くなることも多いんだよ。**アフリカを中心に、世界で年間**

2億人近くの人が感染しているといわれているのさ。

ちなみに、マラリアには4つのタイプがあるんだけど、そのなかでもとくに熱帯熱マラリアが重症になりやすいみたいだね。

どんな予防や治療があるの？

マラリアはこわい病気だから、蚊に刺されないように必死になるのも無理はないけど、あんたたち人間がやることは、あたいのきらいなことばっかりで、本当に迷惑だよ。まず、**蚊帳とか殺虫剤とか、蚊を遠ざけるものは使わないでほしいね。蚊がいなかったら、あたいが活躍できないじゃないか。**それから、あたいは肌をかくすファッションなんていうのも好きじゃないね。**肌が見えていないと、蚊があんたたちを刺せないんだよ。**

あたいが流行している地域に行くとき、マラリアを治療する薬を持っていく人もいるね。用心のためなんだろうけど、あたいはタフだからさ、**薬が効かないことだってあるんだよ。それに、薬によっては副作用をおこすこともあるらしいよ。**心配なら、まずはお医者さんに相談してみたらいいんじゃないかい？

豆知識　マラリアは早期治療が大事！　感染したらできるだけ早く医療機関に相談を。

あたいの仲間

ウエストナイル熱

ウエストナイルウイルス

ウエストナイルウイルスはカラスなどの野鳥にいて、その血を吸った蚊が人を刺すことでウエストナイル熱をおこすのさ。発熱、頭痛、筋肉痛などの症状が出るんだよ。日本でこのウイルスをもった蚊は見つかっていないけど、アメリカから帰国した人が感染していたことがあるわ。

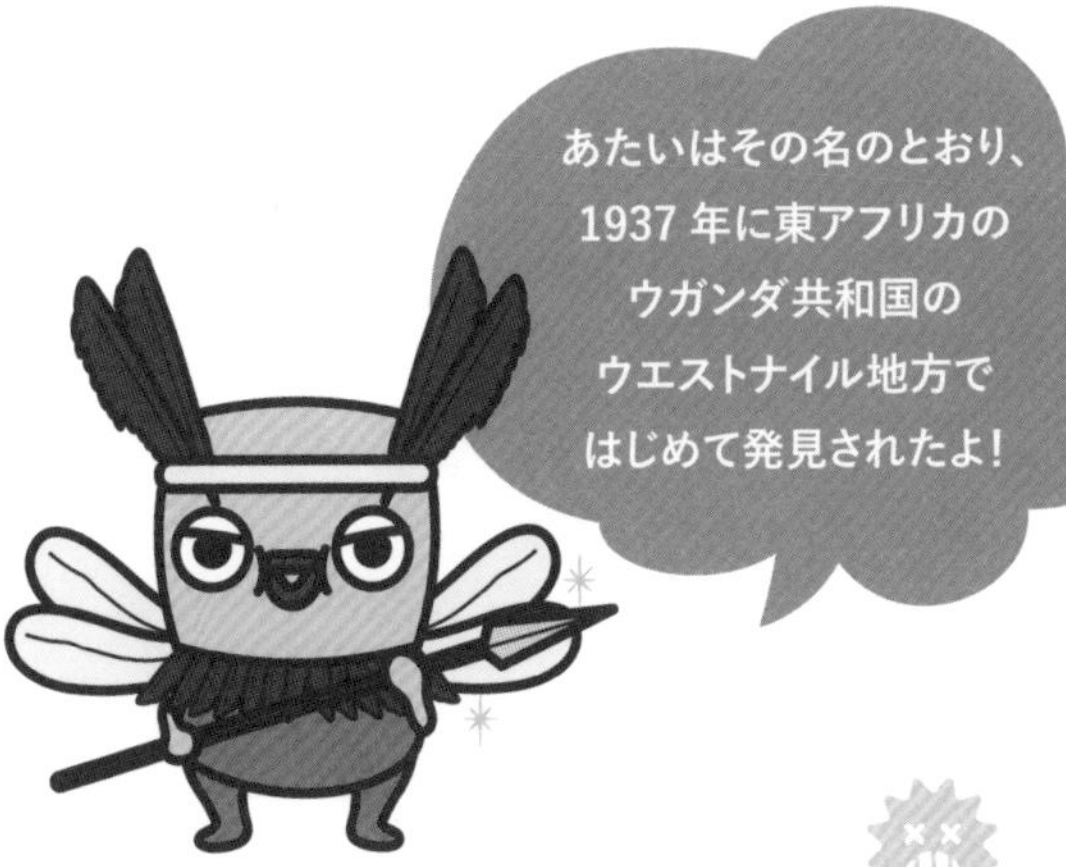
あたいはその名のとおり、1937 年に東アフリカのウガンダ共和国のウエストナイル地方ではじめて発見されたよ！

Infection Column

危険度

細菌

中世ヨーロッパで大流行した！ペスト

ペスト菌

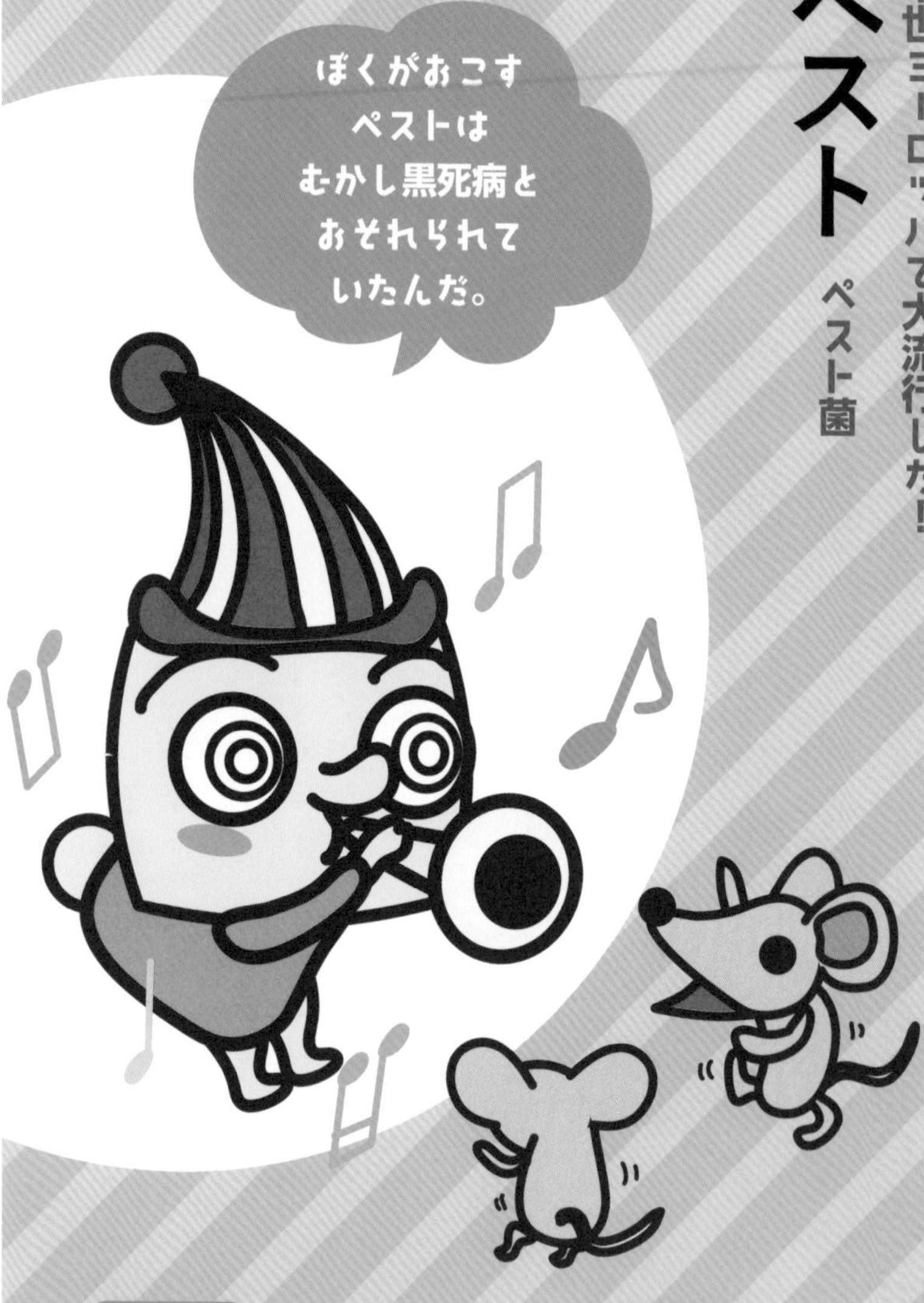
ぼくがおこす
ペストは
むかし黒死病と
おそれられて
いたんだ。

潜伏期間	2～6日
ワクチン	ペストワクチン
要注意地域	アフリカ、東南アジア、中国、北南米

おもな症状

高熱、頭痛、悪寒、
リンパ腺のはれ・痛み

ペストをおこす細菌といえば、
ぼく、ペスト菌のことだよ。

ネズミがぼくをいろんなところへ
連れて行ってくれるんだ。

ぼくがいるネズミの血を吸ったノミが、
人を刺すことで感染するよ。

どんな病気？

ぼくはもともと、ネズミなどに感染する細菌だったんだ。だけど、**ぼくに感染したネズミの血を吸ったノミが、今度は人を刺すことによって、人のからだにも入りこむようになったってわけ。**

ぼくに感染すると高熱が出て、悪寒や頭痛がおきるんだ。それから、からだのあちこちにあるリンパ腺がはれて痛くなるよ。きちんと治療しないと亡くなることもあるんだ。

ぼくはずっとむかしからいて、中世ヨーロッパではペストの大流行がおきて、数千万人が亡くなったんだ。ペストになる

豆知識　童話「ハーメルンの笛吹き男」は、ペストの流行になぞらえてつくられたともいわれている。

と、皮膚のなかで出血をおこして黒っぽいムラサキ色になるから、黒死病って呼ばれて、とてもおそれられていたんだよ。

どんな予防や治療があるの？

ネズミはぼくを運んでくれる大事な友だちだよ。**むかしはいまよりもずっと衛生状態がわるくて、人が住む場所にもネズミがたくさんいたんだ。**だから、ぼくも大流行することができたけど、いまではその機会がずいぶん減っちゃったんだよね。たくさんのネズミといっしょに楽しく歌ったり踊ったりしたころがなつかしいよ……。

それに医学の進歩も、ぼくの活躍の場が減った原因だよ。**人間がペストを治療する薬を開発しちゃって、感染してもなるべく早く治療することで、亡くなる可能性が低くなったんだ。**人間にはかなわないなあ……。

でもだからって、気を緩めていいわけじゃないんだよ。だって、世界にはまだまだぼくがいる地域もあるんだもん。**だからもし海外に行くなら、事前にその地域にぼくがいないかどうかをよく確認しておくことだね。**油断していると、ぼくがあらわれるかもしれないよ！

豆知識 ペストには3種類ある。ここで紹介しているのは、腺ペストと呼ばれる病気。

ぼくの仲間

ハンタウイルス感染症

ハンタウイルス

ハンタウイルスは、ぼくと同じようにネズミに運ばれるウイルスで、韓国にあるハンタ川がその名前の由来なんだ。ハンタウイルスがおこすハンタウイルス感染症には、腎臓に重い障害をおこす腎症候性出血熱と、肺に重い障害をおこす肺症候群の２種類があるよ。

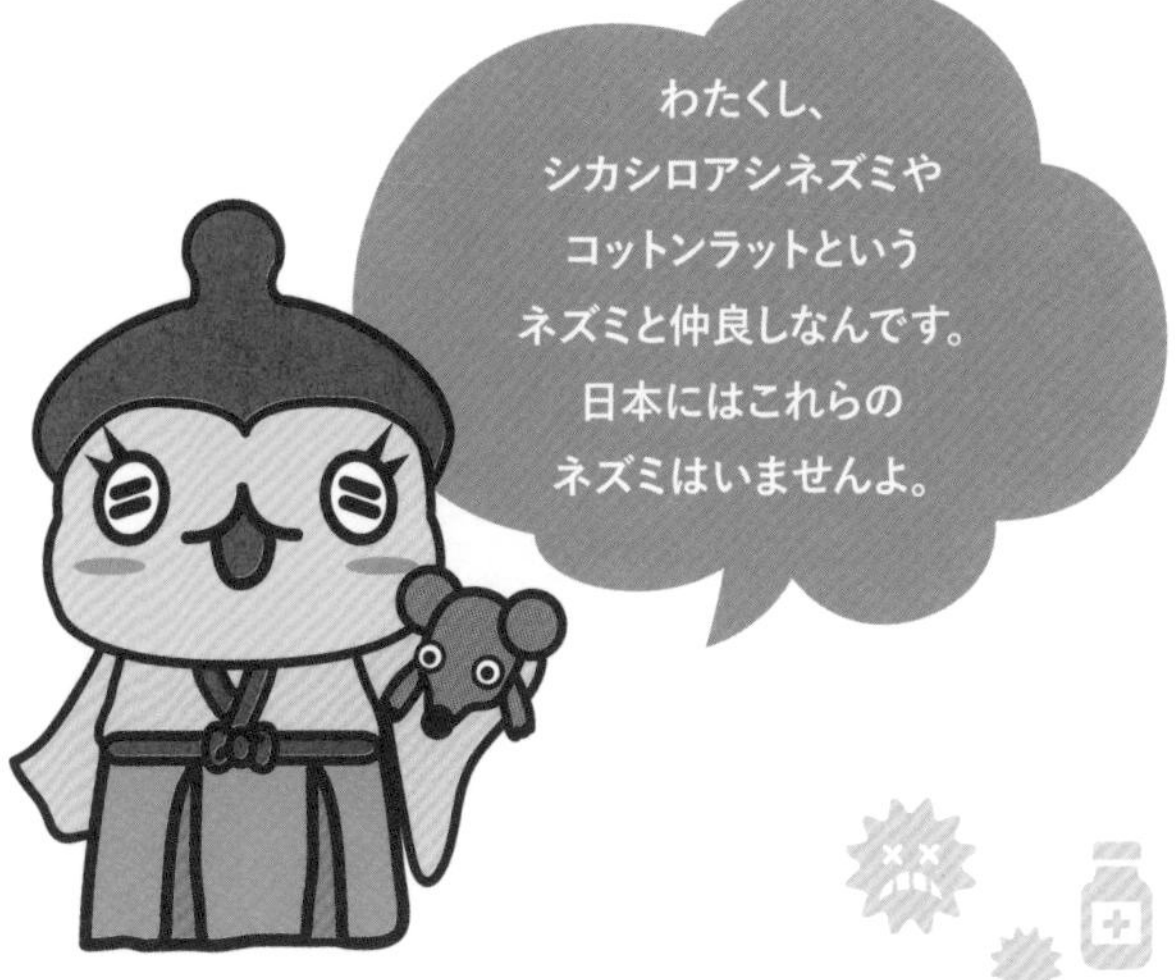
わたくし、
シカシロアシネズミや
コットンラットという
ネズミと仲良しなんです。
日本にはこれらの
ネズミはいませんよ。

Infection Column

人にも感染する鳥のインフルエンザ！

鳥インフルエンザ

H5N1型鳥インフルエンザウイルスなど

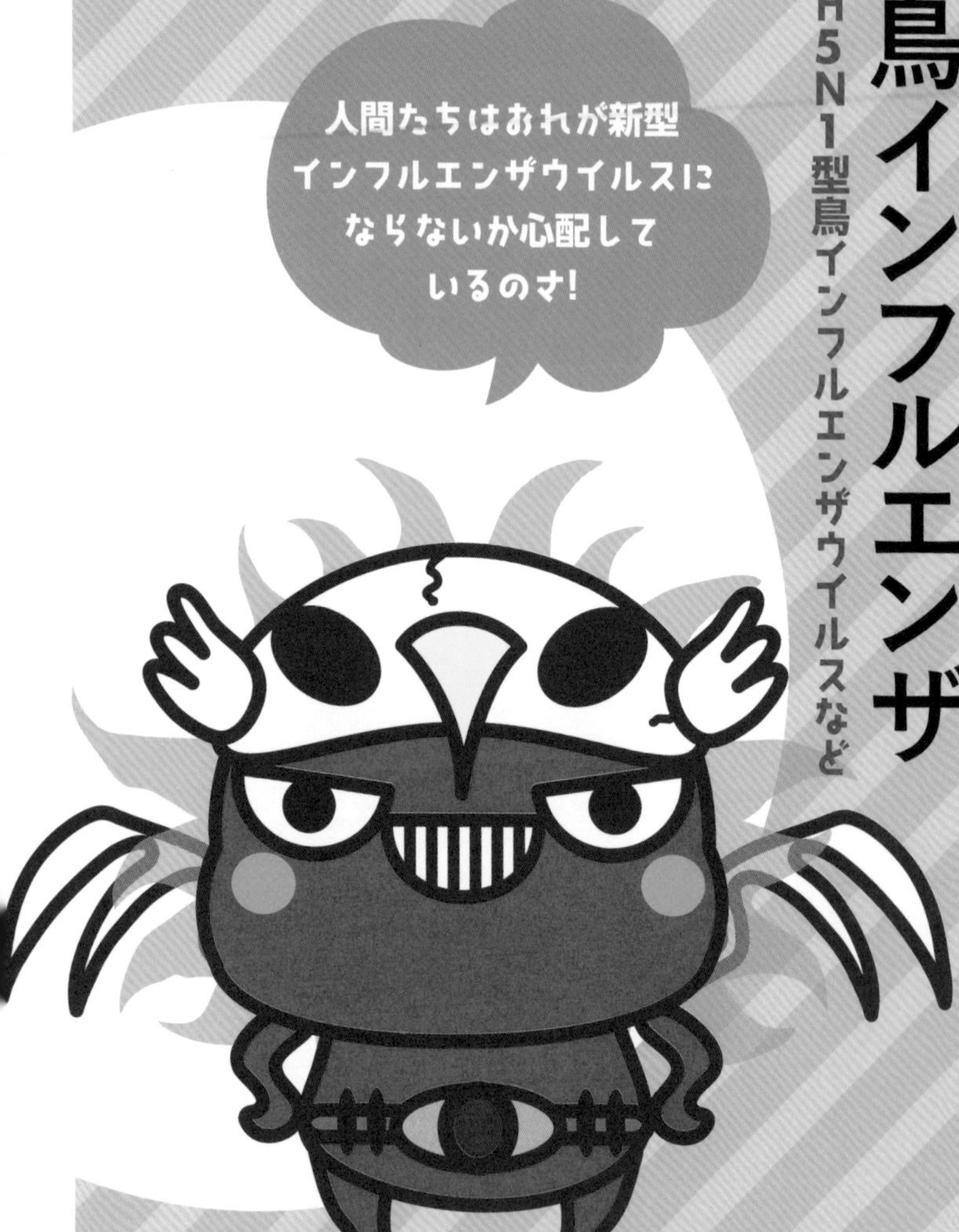
人間たちはおれが新型インフルエンザウイルスにならないか心配しているのさ！

潜伏期間	2〜7日
ワクチン	プレパンデミックワクチン
要注意年齢	10〜20代

おもな症状

発熱、せき、筋肉痛、下痢、肺炎、多臓器不全

おれは鳥に感染してインフルエンザをおこす、
鳥インフルエンザウイルスだぜ。

でも、ときどき鳥だけじゃなくて
人間にも感染するようになるんだ。

おれに感染して発症した人の
約5割は死んでしまうぞ。

どんな病気？

おれは名前のとおり、鳥に感染するインフルエンザウイルスの一種だ。おれに感染したニワトリは確実に死んでしまうのさ。ニワトリの話なんて自分にはまったく関係ないって思っているやつはだれだ？ **インフルエンザウイルスは変身が得意だってこと、忘れたのか？ おれはときどき変身して、鳥から人間にも感染するようになるんだ！**

おれはこれまでも東南アジアやアフリカを中心に、人間のからだに入りこんできたんだぜ。**おれに感染して発症した人の約5割は死んでしまうぞ。とくに10～20代**

の人は重症になることが多いらしいぞ。

いまのところ、おれは人から人にはうつらない。だけど、おれが変身して人から人にうつる新型インフルエンザになったら、この世界はたいへんなことになるだろうな！

どんな予防や治療があるの？

おれは渡り鳥などの野鳥に運んでもらっているから、空港や港でおれが入ってこないように見張っていることに意味はないんだぜ。

ニワトリにおれが感染すると、人間に感染する前に、感染したニワトリを処分しているらしいな。それに、**おれが変身して新型インフルエンザになってしまったときに備えて、ワクチンをためている**らしいじゃないか。まあ、せいぜい、おれが人間のからだに入りこまないように気をつけるんだな。

おせっかいかもしれないが、おまえたちに忠告しておいてやろう。まず、**感染した鳥の死骸や排泄物にふれない**。これは当然だ。あとは、**旅行などでおれが流行している地域へ行くときは、野鳥にもペットの鳥にも近づかない**ようにしたほうが安全だぜ。おぼえておくんだな。

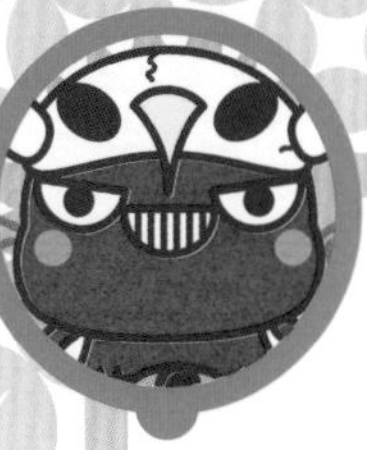

知りたい！感染症

そのほかの鳥インフルエンザウイルス

　鳥インフルエンザウイルスには、H5N1型のほかにH7N9型もいるぜ。H7N9型はH5N1型より亡くなる可能性は低いけど、中国を中心に多くの人に感染しているんだ。人の体温に合わせるなど、人への感染力を高めてきているといわれているのさ。

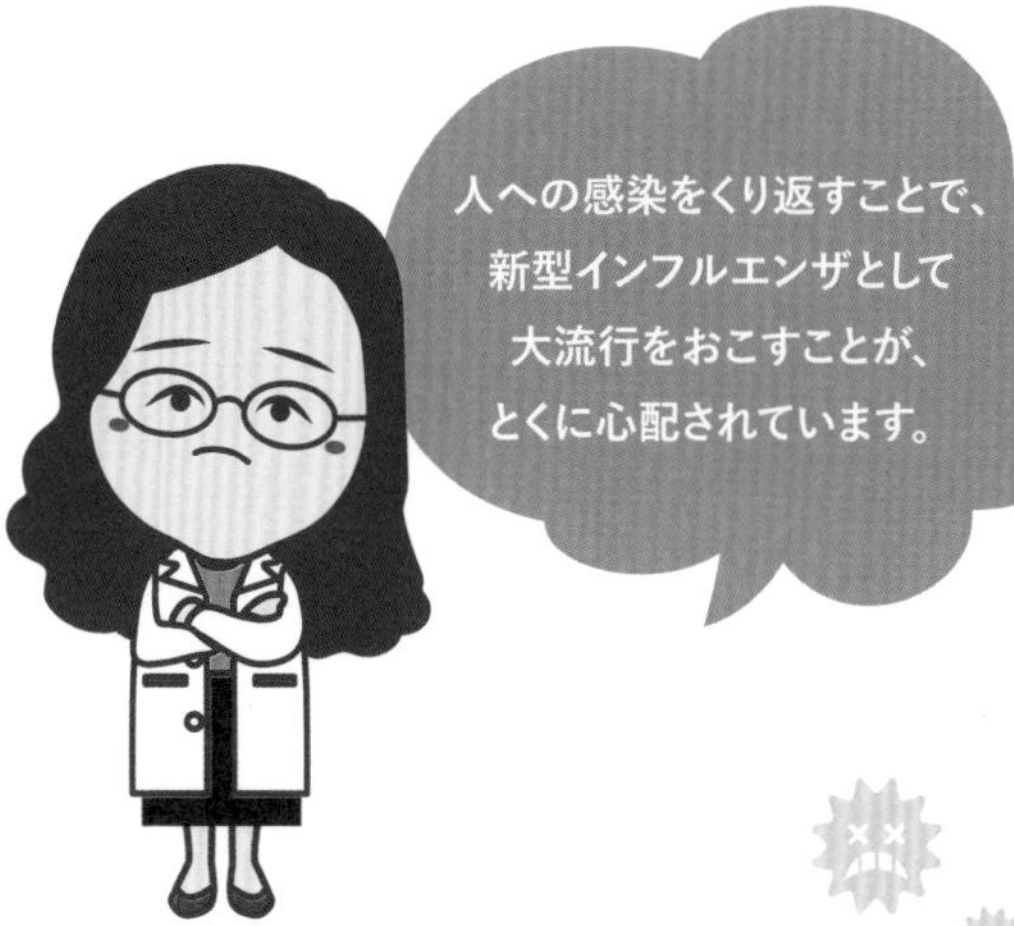
人への感染をくり返すことで、新型インフルエンザとして大流行をおこすことが、とくに心配されています。

Infection Column

いま
知りたい！

新型コロナウイルス感染症って？

どんな病気なの？

中国で発生した
新しいコロナウイルスによる感染症

現在、世界的に感染が広がっている「新型コロナウイルス感染症」。その原因となるコロナウイルスとは、どんなウイルスなのでしょうか。

じつは、**コロナウイルスにはいろいろな種類があり、これまでに50種類以上見つかっています。人に感染するのはそのなかの7種類。**うち4種類は軽いかぜの原因の1つとして知られています。

残りの2種類は、いずれも近年流行したもので、1つは2003年に中国で流行した「**SARS（重症急性呼吸器症候群）**」、もう1つは2012年からサウジアラビアで発生している「**MERS（中東呼吸器症候群）**」をひきおこします。どちらも肺炎などの重い症状になりやすいのが特徴です。

そして、**今回新たに人に感染することがわかった7種類めのウイルスが、新型コロナウイルス（SARS-CoV-2）**です。遺伝子の配列を調べた結果、SARSの原因となるコロナウイルスに近いことがわかっています。

※新型コロナウイルス感染症に関する情報は2020年3月27日時点のものです。

おもに「飛沫感染」と「接触感染」によって感染が広がる

現時点では、感染経路はおもにつぎの2つと考えられています。

飛沫感染

感染した人が、くしゃみやせきなどをしたときに、鼻水や唾液とともにウイルスが飛び出します。それをほかの人が吸いこむことで、からだにウイルスが入りこみます。

接触感染

感染した人が、くしゃみやせきをおさえた手でまわりの物にさわることで、ウイルスが物にくっつきます。それをさわった人が、口や鼻をさわることで感染します。また、目の粘膜からもウイルスが入りこみます。

そのほかの感染経路

また、くしゃみやせきの飛沫より小さな粒子が空気中に漂って感染をおこす「**エアロゾル感染**」や、排泄物にまじったウイルスが手につき、口や鼻などにふれることで感染する「**糞口感染**」をおこす可能性も指摘されています。

こんな場所に注意!

飛沫感染

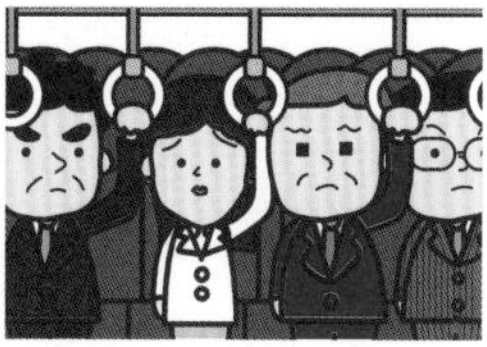

満員電車など、屋内でまわりの人と十分離れることができない場所

接触感染

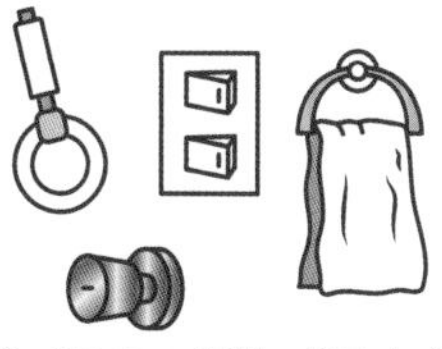

電車やバスのつり革、ドアノブ、エスカレーターの手すり、スイッチ、共用のタオルなど

感染すると発熱やせきなどかぜのような症状があらわれる

WHO（世界保健機関）によれば、新型コロナウイルスがからだのなかに入りこんで、**症状があらわれるまでには、1〜12・5日（最大14日、平均5〜6日）の潜伏期間があるとされています。**

潜伏期間を経たあと、初期症状として、**熱や倦怠感（だるさ）のほか、せきやのどの痛み、下痢など、普通のかぜとよく似た症状があらわれます。**

現時点の国内の症例では、これらの症状が1週間前後続くことが多く、とくに強い倦怠感を感じる人が多いようです。

その一方で、なかにはウイルスに感染していても、このような症状があらわれない人がいることがわかっています。

お年寄りや持病のある人は重症になりやすい

WHOが中国政府と合同で約5万6000人の感染者などを調べた結果によれば、**感染した人の約80％の人は軽症**ですむ一方、重い肺炎など**重症は約14％、生死にかかわる症状があらわれたのは約6％**でした。

重症化した人の傾向として、お年寄りや持病のある人が多いことがわかっています。いずれも加齢や持病により免疫力が低下していることによるものと考えられることから、高齢の方、持病のある方に加え、妊娠中の方や免疫抑制剤を使っている方も、ウイルスに対して、よりいっそうの備えが必要です。また、新型コロナウイルスに感染することで、持病が悪化することもあります。

予防するには？

からだのなかにウイルスが入るのをふせぐ

感染症を予防するためにもっとも大切なのは、からだにウイルスを入れないことです。

新型コロナウイルスのおもな感染経路の1つである飛沫感染をふせぐために、まずは**人が多い場所を避けましょう**。また、**部屋の換気をよくすることで、ウイルスを外に追い出す**ことができます。仕事や授業を始める前や休憩時間など、こまめに換気を行うとよいでしょう。扇風機を窓に向けて使うとより効果的です。

ウイルスと接触する機会をできるだけ減らすことが予防の第1歩です。

手洗いをこまめに行うことで接触感染をふせぐ

電車のつり革やエレベーターのボタンなど、**多くの人がさわる場所には、ウイルスがついている可能性があります**。それらにふれた手で食事をしたり、口や鼻、目などの顔まわり、家のなかのものにさわったりすると、接触感染をおこすリスクが高まります。

接触感染をふせぐには、こまめな手洗いがとても効果的です。外出先から帰ったときや食事の前、トイレの前後など、手洗いをすることを習慣づけましょう。**とくにこどもは手を口に入れやすいため、意識的に手を洗うように声をかけましょう。**

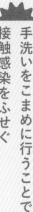

ウイルスとたたかうための免疫力をアップ

ウイルスに対抗するためには、からだの免疫力(→12ページ)を高めておくことも重要です。もし、ウイルスがからだに入ってしまっても、**免疫を十分にはたらかせることができれば、ウイルスの力を弱めて、発症をふせいだり、症状を軽くしたりすることができます。**

一般的に、**免疫力は栄養不足や睡眠不足のほか、強いストレスを感じたり、運動不足になったりすることによって低下**していくといわれています。バランスのとれた食事や早めの就寝、軽い運動によるストレス発散などを心がけ、日頃から生活のリズムを整えましょう。からだを十分にケアすることが、感染症にかかるリスクを減らすことにつながります。

感染症予防 4つのポイント

1 部屋の換気をよくする

2 なるべく人混みを避ける

3 睡眠や栄養を十分にとる

4 こまめに手洗いをする

1

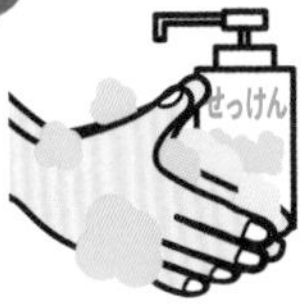

手を水でぬらして石けんをよく泡立てる。

2

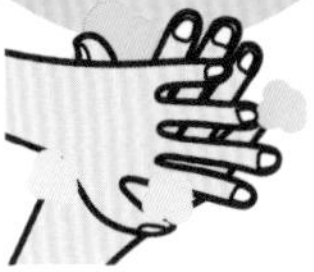

手の甲をこすりながら洗う。

3

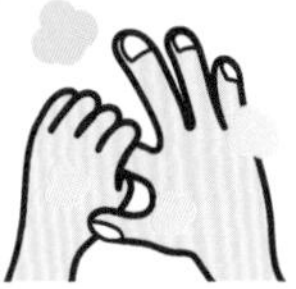

指は1本ずつていねいに洗う。

4

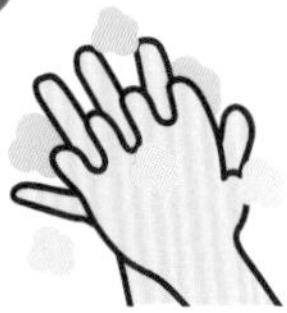

両手の指をこすり合わせて指の間を洗う。

5

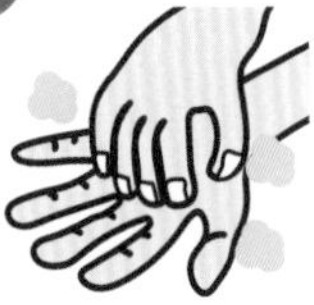

つめの先を手の平にこすりつけて洗う。

6

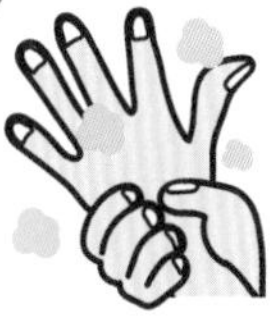

手首を片方ずつていねいに洗う。

蛇口を閉めるときは水をかけてウイルスを落としてから閉めましょう。

7

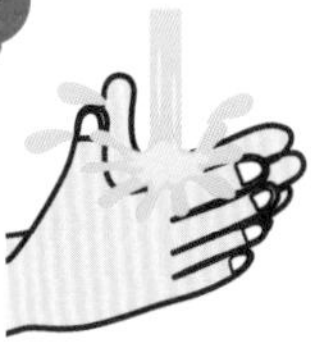

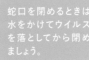

泡が残らないように、しっかり水で洗い流す。

8

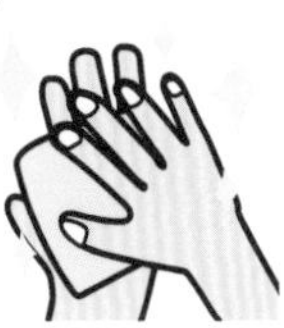

清潔なタオルで水分をよくふき取る。

もっと知りたい！

新型コロナウイルス感染症Q&A

Q せきエチケットってなんですか？

A せきエチケットとは、**感染者からほかの人へ感染を広げないための予防法の1つです。**

せきやくしゃみをすると、ウイルスがふくまれた鼻水や唾液がまわりに飛び散ります。これを手でおさえてしまうと、手にウイルスがついてしまい、さらにその手でさわったものにもウイルスが広がっていきます。

これをふせぐために、**せきやくしゃみをするときは、マスクやティッシュ、ハンカチ、そで、ひじの内側などで、口や鼻をおさえましょう。**

とくに人の多い場所では意識して行い、感染が広がるのをふせぎましょう。

正しいせきエチケット

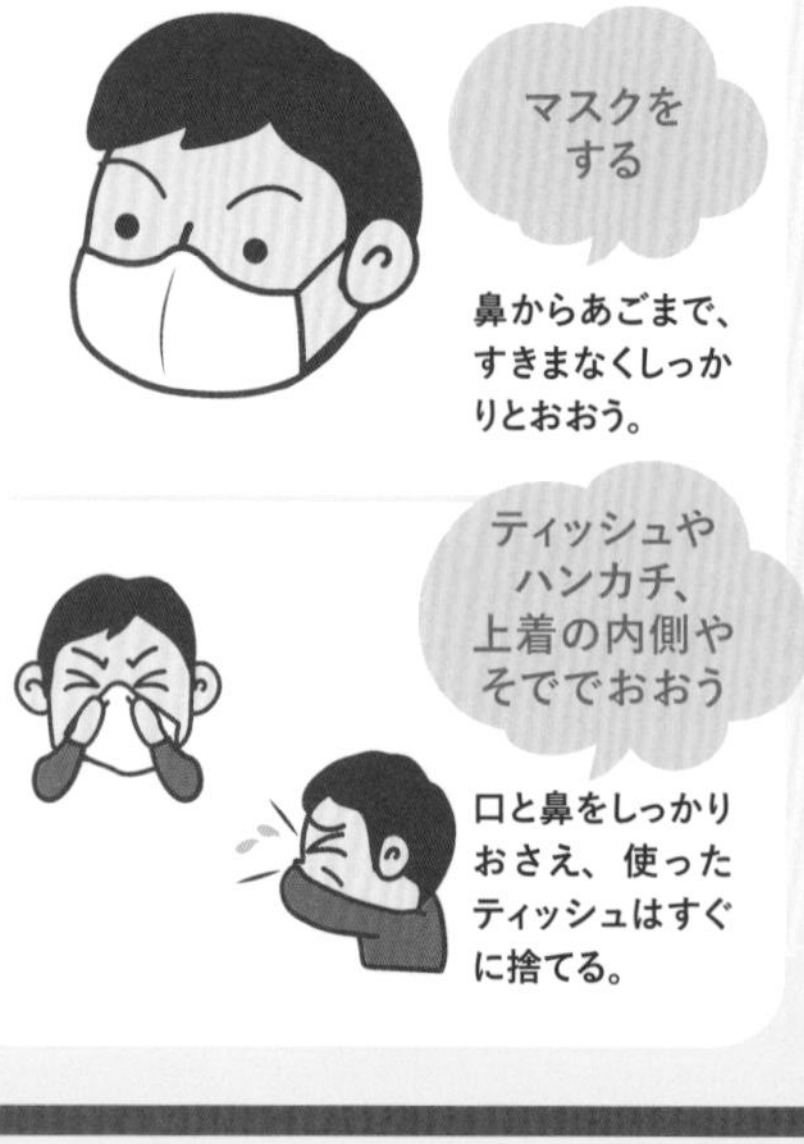
マスクをする

鼻からあごまで、すきまなくしっかりとおおう。

ティッシュやハンカチ、上着の内側やそででおおう

口と鼻をしっかりおさえ、使ったティッシュはすぐに捨てる。

Q 熱やせきが続いているときはどうする?

A かぜのような症状が出た場合は、**仕事や学校は休み、外出を控えましょう。**また、感染症予防4つのポイント（138ページ）や、せきエチケットを守って過ごすことで、感染の拡大をふせぐことが大切です。

もし、つぎのような症状がある場合は、最寄りの保健所などに設置されている「帰国者・接触者相談センター」や厚生労働省の電話相談窓口（0120-565653）に相談しましょう。

▼風邪の症状や37・5度以上の発熱が※4日以上続く場合

▼強いだるさ（倦怠感）や息苦しさ（呼吸困難）がある場合

※ただし、高齢者の方や、糖尿病、心不全、呼吸器疾患（慢性閉塞性肺疾患など）などの基礎疾患がある方や、透析を受けている方、免疫抑制剤や抗がん剤などを使っている方、妊娠中の方は、これらの症状が2日程度続いた場合

Q 新型コロナウイルスに効く薬やワクチンはないのですか?

A **現在、各医療機関で新型コロナウイルスの治療薬やワクチンの開発が進められています。**なお、中国は2020年3月17日時点で抗インフルエンザ薬に治療効果を認め、治療薬の1つとして使用を進める方針です。日本でも臨床研究が進められていますが、薬の開発と並行して、**引き続き1人ひとりが十分な予防を行うことが重要です。**

Q 家族に感染の疑いがあるとき、家庭で注意することは?

A 本人は外出を控えるようにします。家族の方も熱を測るなど、健康状態に注意しましょう。また、不要不急の外出を避けることも勧められています。

このほか、感染症予防4つのポイント（138ページ）に加え、つぎのような点に気をつけて過ごしましょう。

部屋を分ける

感染が疑われる人と、ほかの人の部屋を分けます。難しい場合は、**少なくとも2メートル以上の距離をあけたり、カーテンなどで仕切りをつくったりする**ことが勧められています。また、寝るときは頭の位置を互いちがいにしましょう。

看病はできるだけ限られた人で行う

感染が広がるのをふせぐため、お世話はできるだけ1人の人が行うことをおすすめします。心臓や肺、腎臓に持病のある方、糖尿病の方、免疫の低下した方、妊婦の方は看病を避けましょう。

共有部分を消毒する

ドアノブやベッド柵、リモコンなどの**ウイルスがつきやすい場所は、水で0・1%の濃度に薄めた塩素系漂白剤**（**次亜塩素酸ナトリウム**）**でふき取り消毒をします。**市販されている漂白剤の濃度はさまざまなので、濃度にあわせて量を調整しましょう。なお、この消毒剤はつくりおきができません。必要な量をその都度つくりましょう。

また、トイレの便器や床も同じようにふき取り消毒をします。**用を足したあと、排泄物にまじっ**

たウイルスが飛び散らないよう、ふたをしめて流すことも大切です。

食器や衣類を分けて洗う必要はありませんが、洗う前のものは共有を避けましょう。**とくにタオルは感染が疑われる人と必ず分けましょう。**

ゴミは密閉して捨てる

鼻をかんだティッシュや使ったマスクは、すぐにビニール袋に入れて、しっかり口をしばって捨てましょう。

捨てたあとは、すぐに手を洗い、ウイルスを落とすことで感染をふせぎます。

排泄物の片づけは十分注意

感染の疑いがある人の排泄物には十分注意が必要です。こどもがおもらしをしたときなどは、つぎの手順で片づけましょう。

排泄物の片づけ方

❶ 使い捨て手袋、マスクエプロンをつける。

❷ 新聞紙などで排泄物をおおう。

❸ まんべんなく塩素系漂白剤や二酸化塩素液剤をかける。

❹ おおった紙ごと、静かに汚れを包んで取る。

❺ 0.1%に薄めた塩素系漂白剤や、二酸化塩素液剤を使い、汚れた部分をぞうきんや紙でふき取る。

❻ 汚れをおおった紙や、ふき取りに使ったぞうきんや紙、手袋やマスクはビニール袋に入れて、しっかり口をしばって捨てる。

● 著者　岡田晴恵（おかだ・はるえ）

白鷗大学教育学部教授 元国立感染症研究所研究員 医学博士。専門は免疫学、感染症学。学校で流行する感染症の予防と対策を研究している。著書に『人類vs感染症』（岩波ジュニア新書）、『みんなでからだを守ろう！　感染症キャラクターえほん』（日本図書センター）など。

● イラスト　いとうみつる

広告デザイナーを経てイラストレーターに転身。ほのぼのとした雰囲気で描く、“ゆるくコミカル”な感覚のキャラクター作成を得意とする。

● デザイン　釣巻敏康・池田彩（有限会社釣巻デザイン室）
● DTP　茂呂田 剛・畑山栄美子（有限会社エムアンドケイ）
● 編集　小園まさみ
● 企画・編集　日本図書センター

※この本は 2016 年に発行した『気になるあの病気から自分を守る! 感染症キャラクター図鑑』を再編集したものです。

キャラでわかる！
はじめての感染症図鑑

2020年4月25日　初版第1刷発行

著　者　岡田晴恵
発行者　高野総太
発行所　株式会社日本図書センター
〒112-0012 東京都文京区大塚3-8-2
電話　営業部　03-3947-9387
出版部　03-3945-6448
http://www.nihontosho.co.jp

印刷・製本　図書印刷 株式会社

ISBN978-4-284-20472-9 C0047